KB176010

코골이
수면무호흡증,
양압기로
치료한다

코골이 수면무호흡증,
양압기로 치료한다

초판 1쇄 발행 2016년 2월 29일
개정판 1쇄 발행 2020년 11월 12일

지은이 신홍범
펴낸이 채종준
기획·편집 김채은
디자인 김예리
마케팅 문선영 · 전예리

펴낸곳 한국학술정보(주)
주소 경기도 파주시 회동길 230(문발동)
전화 031 908 3181(대표)
팩스 031 908 3189
홈페이지 http://ebook.kstudy.com
E-mail 출판사업부 publish@kstudy.com
등록 제일산－115호(2000. 6. 19)

ISBN 979-11-6603-166-3 13510

코골이 수술의 부작용 걱정 없는
새로운 수면무호흡증 치료법

코골이
수면무호흡증,
양압기로
치료한다

의학박사
신홍범 지음

이담
Books

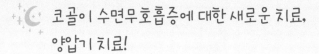

코골이 수면무호흡증에 대한 새로운 치료, 양압기 치료!

우리는 주변에서 코를 골며 자는 사람을 쉽게 찾아볼 수 있습니다. 심한 코골이가 있는 사람 중에서 코를 골다가 숨을 멈추는 수면무호흡증을 보이는 사람을 접한 적도 있을 것입니다. 수면무호흡증이 고혈압을 유발하고 이것이 심장질환(협심증, 심근경색, 심장마비), 뇌혈관질환(뇌졸중, 뇌출혈)으로 이어져 돌연사를 유발할 수 있다는 이야기를 들어본 적도 있을 것입니다. 자다가 숨이 멈추는 수면무호흡증 증상이 잠을 방해하기 때문에 낮 동안 졸음, 피로 그리고 만성적 두통을 겪을 수 있다는 이야기도 뉴스를 통해 접해 보았을 것입니다. 최근에는 이들 질환과 당뇨와 치매의 관련을 보고하는 연구도 있습니다. 코골이와 수면무호흡증은 이제 생소한 의학 용어가 아닙니다. 한편, 코를 곤다는 핀잔을 들으며 기상 후 푹 잔 것 같지 않고 낮에 피로감을 느끼면서도 코골이 수면무호흡증이 내 문제는 아닐 거라고 믿고 있는 사람들이 여전히 많은 것도 사실입니다.

코골이 수면무호흡증 환자를 진료하는 수면 의학자로서 많은 환자를 접해 보고 그분들의 이야기를 들어보았습니다. 수면 클리닉을 찾기 전에도 막연히 자신의 코골이 수면무호흡증이 건강을 해칠 것이라는 생각은 했다고 합니다. 다만, 코골이 수면무호흡증이 주는 해악의 정도가 피부로 느껴지지 않았고 내일 당장 수면 클리닉을 가 봐야지 하는 강력한 동기가 없었다고 말하기도 합니다. 필자는 이 책을 통해서 코골이와 수면무호흡증이 어떤 것이며, 코골이 수면무호흡증의 원인은 무엇이며, 어떤 증상을 느낄 때 적극적으로 수면장애라고 생각하고 수면 클리닉을 찾아 진단받고 치료해야 하는지 소개했습니다.

코골이 수면무호흡증이 있다는 것을 알고 있으며 치료의 필요성을 느끼는 사람 중에, 어떤 코골이 치료법을 골라야 하는지 망설이는 사람이 많다는 것도 알게 되었습니다. 코골이 수면무호흡증 수술이 있다는 것을 들어보았지만 한편, 코골이 수술 효과가 제한적이고 코골이 수술을 해도 재발한다는 이야기를 같이 들었다고 합니다. 코골이 수술에 동반되는 통증, 부작용, 합병증 그리고 그 모든 것을 겪고 난 후에도 1, 2년 지나서 체중이 늘고 신체조직 노화가 진행되면서 재발하는 경우가 있다는 이야기도 치료를 주저하게 되는 이유였습니다. 이 책에서 소개하는 수면무호흡증에 대한 양압기 치료는 전 세계적으로 널리 사용되는 수면무호흡증에 대한 표준적 치료입니다.

우리나라는 2018년 하반기부터 수면다원검사에 대한 건강보험 급여가 시작되었습니다. 그래서 경제적 부담을 크게 느끼지 않고 수면 무호흡증 진단검사를 받을 수 있게 되었습니다. 또 코골이 수면무호흡증의 비수술적 치료인 양압기 치료도 2018년 하반기부터 요양비 형태로 보험급여 적용이 되었습니다. 그래서 경제적 부담으로 양압기 치료를 망설이는 사람도 많이 줄었습니다.

다만 아직도 양압기는 '평생 써야 한다'라는 편견 때문에 많은 사람이 양압기 선택을 주저하고 있습니다. 필자는 이 책을 통해 양압기라는 의료기를 이용한 상기도 양압술 치료가 수면무호흡증 치료방법 중에 어떤 위치를 차지하고 있으며 어떤 과정을 통해서 양압기 치료를 받을 수 있는지, 또 양압기를 쓰는 과정에서 부딪힐 수 있는 양압기 부작용과 그에 대한 해법을 제시하고 이를 통해 많은 사람이 양압기 치료의 혜택을 누릴 수 있도록 돕고자 합니다.

　　양압기 치료는 더 이상 낯선 치료가 아닙니다. 필자가 운영하는 수면 클리닉에서 양압기를 처방받고 사용하며 양압기의 혜택을 누리고 있는 사람들이 많이 있습니다. 그분들의 양압기 사용 후기를 통해서 다른 사람들이 양압기를 통해서 어떤 혜택을 받고 있는지 소개하고자 합니다. 양압기 치료에 관련된 진료 상황을 삽화 형식을 빌려 소개하기도 했습니다. 필자 역시 코골이 수면무호흡증을 앓고 있고 편도 수술, 코 수술, 구강 내 장치(코골이 방지기구) 치료를 거쳐서 현재는 양압기를 거의 매일 사용하고 있습니다. 수면 의학을 전공한 의학자로서 또 수면무호흡증 환자로서 배우고 경험한 것을 이 책을 통해 나누고자 합니다. 이 책을 통해 코골이 수면무호흡증을 완전히 이해하고 코를 골면서 자는 자기 자신 혹은 가족의 건강을 지킬 수 있기 바랍니다.

Chapter

1

코골이
그리고
수면무호흡증

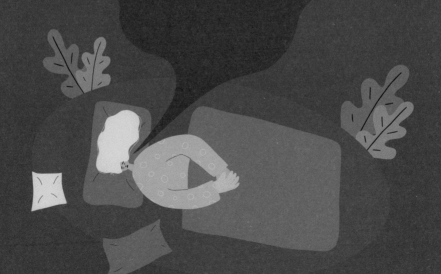

코를 골며 쿨쿨 자는 모습을 아주 깊은 잠에 빠진 것으로 표현하는 만화를 본 적이 있을 것입니다. '코를 곤다'라는 것은, 정확히 말하자면 잠을 잘 때 '목 부위에 있는 공기가 지나는 숨길이 좁아져 그중 부드러운 부분이 떨리는 소리를 내는 것'을 의미합니다. 일상적으로 코를 고는 사람 중 상당수는 잠을 자는 도중 숨이 막히는 수면무호흡증을 함께 앓고 있을 가능성이 크며, 사람이 심하게 코를 골 때는 결코 질이 좋은 잠을 자는 게 아닙니다.

코골이와 수면무호흡증은 상당히 흔한 수면 질환입니다. 하지만 그 때문인지 심각성을 제대로 아는 사람이 적고, 따라서 이를 적극적으로 진단받아 치료하려는 사람도 드뭅니다. 2013년 하루 11시간 이상의 격무에 시달리던 근로자가 수면무호흡증으로 사망한 사례가 있는데, 법원이 이를 산업재해로 인정해 고용주인 건설회사가 유족에게 2억 2천만 원을 배상하라는 판결을 내리기도 했습니다. 결코, 가벼이 여길 질환이 아닙니다.

코골이와 수면무호흡증이 동반된 환자는 전체 인구의 5% 내외로 추정됩니다. 코골이가 있는 사람은 이보다 많다고 보는 게 일반적인데, 20~50대 남성 30~50% 정도가 수면 중 코를 고는 것으로 파악됩니다. 가족 중 코를 고는 사람이 있다면 그 소음을 들은 사람은 그 사람에게 알려줄 것이고 그때 비로소 자신의 코골이에 신경을 쓸 것입니다. 그런데 정작 이보다 더 크게 건강을 위협하는 수면무호흡증에 대해서는 가족도 당사자도 잘 모르는 경우가 많습니다.

나는 잘 때 코를 곤다, 하지만 수면무호흡증은 아니다?

이런저런 고민 끝에 코골이 문제로 수면 클리닉을 방문하는 환자들은 혼자 내원하는 경우도 있지만, 다른 가족, 특히 아내와 함께 오는 남성이 많습니다. 코골이와 수면무호흡증을 포함한 수면장애는 말 그대로 자는 동안의 일이라 환자 스스로 알기 힘들기 때문입니다. 대개 함께 사는 친구나 형제, 아내가 환자에게 먼저 이야기하고, 그제야 당사자는 자신의 잠에 문제가 있다는 것을 인식하고 문제 해결을 위해 의학적인 도움이 필요하다고 여기게 됩니다.

내원한 환자에게 필자는 늘 이렇게 묻습니다. "코골이가 있습니까? 혹 자다가 숨을 멈추는 수면무호흡증이 있다는 말을 듣지는 않습니까?" 그러면 환자에게서 "코는 좀 골지만 숨을 멈추지는 않습니다"라는 대답이 돌아옵니다.

코골이는 언급한 대로 숨을 들이쉴 때 목젖이나 연구개 등의 조직이 떨려서 소리가 나는 것입니다. 수면무호흡은 숨을 들이쉴 때 생기는 음압(빨아들이는 압력)이 너무 커져 목젖과 연구개 및 인두 주위 조직이 들러붙어 숨이 멎어버리는 상태를 말합니다. 코골이에서 더 나아간, 더욱 심해진 형태가 수면무호흡이라고 보면 됩니다. 이렇게 숨이 멎은 채로 10초 이상, 길게는 100초 이상 흘러버리면 신체에 산소 공급이 끊기고 교감신경이 흥분해 혈압이 상승하는데, 이는 당연히 생명을 위협하는 수준의 문제입니다. 따라서 수면 클리닉에서 근무하는 의사는 코골이에 그치지 않고 무호흡 존재 여부를 확인하는 것이며, "혹시 코를 골다가 숨이 멎고 그대로 한참 있다가 컥컥하는 소리를 내며 잠에서 깨지는 않습니까?" 하고 묻는 것입니다.

코골이와 수면무호흡은 매우 가깝지만, 엄연히 다른 의학적 상태로, 그 진단과 치료 역시 다릅니다. 코골이는 코 고는 소리에 지친 주변 사람들이 알려주므로 당사자가 모를 수 없습니다. 하지만 수면무호흡이 있을 때는 코골이 소리가 오히려 줄어들어, 관심을 두고서 자는 모습을 지켜보지 않는 한, 주변 사람도 무호흡을 잡아내기 어렵습니다. 안타깝게도 '코는 골아도 무호흡을 경험한 적 없다'라는 다수의 환자를 대상으로 수면검사를 시행하면 대부분에서 코골이에 동반된 수면무호흡이 관찰되며, 드물지 않게 아주 심한 경우도 발견되곤 합니다. 그러니 가족 중 코를 심하게 고는 사람이 있으면 주기적으로 잘 살펴볼 필요가 있습니다. 코만 고는지, 코를 골다가 한참 동안 조용한 상태로 숨이 잦아드는지, 또 이때 입을 벌리고 숨을 몰아쉬지는 않는지 등을 평소에 주변 사람이 점검해 주어야 합니다. 그리고 이런 상태가 확인되면 수면 클리닉을 찾아 수면무호흡 정도를 평가하고 결과에 따라 치료 방침을 정하는 수면다원검사*를 받아야 합니다.

☾ 그렇다면 나도?
수면무호흡, 알아야 고친다

수면무호흡의 가장 뚜렷한 특징 중 하나는 수면 중 불규칙하고 시끄러운 코 고는 소리가 커졌다가 줄어들었다가 멈추기를 반복하는 것입니다. 숨을 쉬지 않으면 공기가 이동하지 않으므로 공기 진동으로 생기는 코 고는 소리가 일시적으로 사라집니다. 이때가 무호흡 상태입니다. 이런 상태가 지속되면 몸에 산소 공급이 안 돼 뇌가 반응하여 각성 상태로 바뀌고, 기도 주위 조직이 긴장되면서 기도가 열립니다. 이후 숨 헐떡거림, 푸 하는 소리 등으로 무호흡이 끝나게 되며, 다시 숨을 쉬면서 코골이 또한 시작됩니다.

이렇게 멈췄다 다시 시작되는 불규칙한 코 고는 소리는 고르고 규칙적으로 코를 골 때와는 분명히 다릅니다. 무호흡에 동반되는 코 곪은 매우 시끄러우며, 제삼자에게는 당사자가 매우 힘겹게 숨 쉬는

〰〰〰〰〰〰〰〰〰〰〰〰〰〰〰〰

• 무호흡이 어느 수면 단계, 어떤 자세에서 나타나는지, 숨이 막혔을 때 숨을 뚫으려는 당사자의 노력이 있는지, 무호흡으로 혈중산소농도가 얼마나 떨어지는지 알아야 환자별 치료 계획을 세울 수 있는데, 이를 한 번에 정확하게 평가하는 방법이다. 수면무호흡증 진단을 위한 수면다원검사에서는 뇌파, 근전도, 호흡기류, 호흡 노력, 심전도, 적외선 비디오 촬영 등 여러 가지 자료를 근거로 측정하고 분석한다.

것처럼 들립니다. 어떤 때는 흡사 폭발하는 소리 같기도 합니다.

　무호흡이 있으면 사람은 대개 자세와 무관하게 코를 골지만, 천장을 향해 바로 누운 자세일 때 소리는 더욱 심해집니다. 진단 시에는 코 고는 소리를 정확히 측정하는 것이 중요한데, 수면다원검사에서는 환자의 목에 마이크를 붙여 그 소리를 측정·기록하며, 이를 환자의 호흡 노력 및 호흡기류 등과 관련지어 평가합니다. 수면 중 호흡이 없는 시간이 10초 이상 되면 무호흡이라 판정하고 그 개수를 세어 심한 정도를 기록합니다. 이런 무호흡이 1시간에 5회 이상 나타나면(7시간 수면 시 35회 이상) 수면무호흡증으로 진단하게 되는데, 5회에서 15회 사이를 경도, 15회에서 30회 사이를 중등도, 30회 이상을 중증 수면무호흡증으로 보고 이를 바탕으로 치료 방침을 정합니다.

　과거보다 의학 정보에 다가가기가 수월해진 지금, 사람들은 아는 게 많아진 만큼 걱정도 늘었습니다. 의사로서 우려되는 바는 병원 가는 걸 귀찮아하거나 무호흡을 가볍게 여기는 긴급(!)치료 대상자와 건강에 대한 과도한 염려로 괜한 근심을 안고 사는 비치료 대상자 간의 간극입니다. 자다가 숨을 멈추더라는 얘기만 듣고 무호흡인가 싶어 호들갑을 떨 필요는 없습니다. 정상인도 수면 도중 짧게 숨을 쉬지 않는 경우가 있습니다. 꿈을 꾸는 잠인 렘수면 – 렘(REM)은 'Rapid Eye Movement', 즉 눈은 감았지만, 눈꺼풀 안쪽에서 안구가 빠르게 움직이는 상태를 말한다 – 으로 들어갈 무렵, 정상적으로 무호흡이 나타나기도 합니다. 그러나 무호흡이 연속되는 경우는 매우 드문 일로(수면무호흡이 있는 사람은 자주 숨을 멈춘다) 그 횟수를 모두 더해도 시간당 5회를 넘지 않습니다. 이런 상태는 병이 아니니 안심하시기 바랍니다.

🌙 병원을 찾기 전 당신의 증상을 체크하라

'사람이 피곤하면 잘 때 코를 골며 잘 수도 있지. 겨우 코골이 때문에 병원에 가느냐'라고 되묻는 사람이 많을 것입니다. '웬 호들갑이냐'라고 생각하는 분들도 있을 터, 확실히 한국에서 코골이는 여전히 과한 잠버릇 정도로 간주하는 게 현실입니다. 하지만 앞서 살펴보았듯 코골이 정도가 심하고 자주 숨 막힘을 느꼈다면 태도를 바꿔야 합니다. 호미로 막을 것을 가래로 막아야 할 때까지 키워서야 하겠습니까? 일단 병원부터 가고 보라는 얘기가 아닙니다. 우선 할 일은 '내 상태를 제대로 아는 것'입니다.

수면무호흡증은 수면 중 숨길이 좁아지면서 호흡이 불규칙해지거나 호흡을 아예 못하게 되는 상태를 말합니다. 자는 동안 신체가 제대로 산소 공급을 받지 못하면 혈압이 상승하고, 이는 곧 심장이나 뇌혈관에도 영향을 미칩니다. 또한, 호흡곤란으로 얕은 잠을 자게 돼, 결국 매번 수면 부족 상태로 깨어나 낮 동안 졸음을 느끼게 됩니다.

그렇다면 수면무호흡이 있는지 어떻게 알 수 있을까요? 드물기는 하나 자다가 스스로 숨 막히는 경험을 하고 '죽을 뻔했다'라며 수면클리닉을 찾아오는 사람도 있습니다. 하지만 이는 극히 드문 예로, 숨 막힘은 대개 아주 깊이 잠들었을 때 나타나기에 당사자 스스로 알아채기는 꽤 어렵습니다. 대안은 다음의 증상을 통해 혹 내가 수면무호흡인지를 점검해 보는 것입니다. 모든 증상은 단독으로, 또는 여러 개가 동시에 나타나기도 합니다.

입마름

자고 난 뒤 입이 말라 있거나, 자다가 깨서 물을 마셔야 하는 일이 자주 발생하면 수면무호흡일 가능성이 큽니다. 사람은 자다가 숨이 막히면 자연스레 입을 벌리게 되는데 그 상태로 계속 자면 당연히 입이 마릅니다. 그리고 잠에서 깼을 때 심하게 갈증을 느껴 물을 찾는 것입니다. 또 입을 벌리고 자면 침이 마르면서 입안 세균이 증식해 아침에 입 냄새도 심하게 납니다.

자주 깸

자다가 자주 깬다면 잠을 방해하는 대표적인 요인, 수면무호흡이 있을 가능성이 큽니다. 숨이 막히는데 어떻게 계속해서 잘 수 있겠습니까? 수면 중 호흡이 끊기면 뇌는 산소 공급을 위해 수면을 중단시킵니다. 수면무호흡의 악영향 가운데 대표적인 것이 이러한 수면 방해에 따른 낮 동안의 졸음입니다. 최근 들어 체중이 늘고 낮에 조는 일이 잦았다면 특히 그럴 가능성이 크므로 진단이 필요합니다.

수면다원검사를 통해 평가하는 항목 중 하나가 수면무호흡으로 얼마나 자주 깨는가 하는 것입니다. 자주 깨면 그만큼 수면의 질은 떨어집니다. 또 무호흡 때문에 잠에서 깼다가 다시 잠들지 못하기도 하는데, 이 경우 자신이 잠을 깊게 이어 자지 못하는 불면증이라고 생각하는 사람도 있습니다. 조심할 것은 이때 무턱대고 수면제를 복용하는 것입니다. 통상 사용되는 수면제는 기도 근육의 힘을 빼주는 방식으로 작용하기에 수면무호흡을 악화시킵니다. 잠을 푹 자고 싶다고 무턱대고 수면제부터 찾지 말고 일단 원인이 어디에 있는지부터 파악해야 합니다.

야간 빈뇨

자다가 깨서 화장실에 가는 것도 수면무호흡과 관련이 있습니다. 남성들 다수가 자다가 깨 화장실 가는 것을 전립선비대증과 연관 짓습니다. 물론 관련이 있습니다. 그러나 오로지 전립선 때문만은 아닐 수도 있음을 알아야 합니다. 수면무호흡이 있으면 신체가 막힌 숨길을 뚫으려 노력하는 과정에서 복압이 올라갑니다. 이때 상승한 복압이 방광을 자극해 수면 중 요의를 느끼게 되는 것입니다. 소아의 경우 밤에 자다가 이불에 실례하기도 합니다.

그 밖의 증상들

- 잠을 자도 피로가 누적되는 느낌이다(지친 느낌).
- 코골이 소음(수면무호흡 환자 80%가 소리를 내며 코를 곤다. 코를 골지 않는데 수면무호흡증이 있는 환자도 20%에 이른다)
- 잠은 쉽게 드는데 자다가 깨면 다시 잠들지 못한다(뇌의 수면을 관장하는 부분에 노화가 시작된 노년층에서는 자다가 깨면 다시 잠들기 힘들어하는 예가 많다. 이때 당사자는 왜 내가 한밤중에 깼는지 모른다. 한번 잠에서 깨고 나면 다시 잠들기 힘들고 화장실에 다녀와 누운 채 그대로 밤을 새우는 경우가 많다).
- 자고 일어났을 때 신경이 날카로워지는 걸 느낀다.

- 자고 나면 두통이 심한데, 만성적인 두통이다.
- 자다가 갑자기 깨서 숨을 헐떡인다.
- 익사하는 듯한 기분을 느끼며 잠에서 깬다.
- 식은땀을 흘리면서 잠에서 깬다.
- 특별한 이유 없이 체중이 늘고 체중을 줄이려 해도 잘 안 된다.
- 역류성 식도염을 진단받았다.
- 성욕과 성 기능이 떨어지는 걸 느낀다.
- 손놀림이 둔해지고 물건을 놓치기도 한다.
- 자다가 이불에 소변을 볼 때도 있다.
- 짜증이 심해지고 감정 변화가 잦으며 성격이 변한 기분이다.
- 화를 잘 내고 쉽게 좌절감을 느낀다.
- 가끔 뭔가 분간이 잘 안 된다는 느낌을 받는다.
- 과거 잘하던 운동을 수행하는 능력이 떨어진 듯하다.
- 결정을 내리지 못한다.
- 기억력이 떨어진다.
- 우울증이 생겼다.
- 집중력이 떨어졌다.
- 몽유병을 경험하기도 한다.
- 자다가 일어나 벽에 기댄 채 자는 경우가 있다.

Chapter

2

수면무호흡증,
암보다
치명적일 수 있다

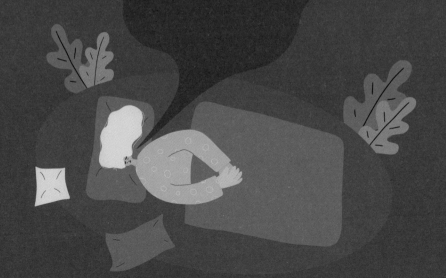

암보다 위험한
수면무호흡증

수면무호흡을 이야기하면서 '암'까지 들먹이는 건 무슨 의도인가 싶을 것입니다. 충격요법으로 시선을 끌려는 발버둥(?)쯤으로 여기는 분이라면 '잠'에 대한 더욱 근본적인 이해를 청합니다. 모든 인간의 소망, '잘 먹고 잘 사는' 것이 끌어안는 영역에는 무병장수 같은 것도 있겠지만, '무병'하려면 일단 잠부터 잘 자야 하기 때문입니다.

잠의 과학, 잠들고 잠에서 깨는 원리

인간을 포함해 뇌가 발달한 포유류는 렘수면과 비렘수면이라는 두 가지 유형의 수면을 합니다. 인간은 평균 6~8시간 정도 자는 데 반해 말이나 소는 2~3시간밖에 자지 않습니다. 개와 고양이는 14~20시간 정도 잔다고 알려져 있습니다. 같은 포유류에서도 식성이나 행동 양상, 먹이사슬상의 위치에 따라 수면 시간에서 차이를 보이는 것으로 추측합니다. 흥미롭게도 돌고래의 수면 시간은 0입니다. 엄밀히 말해 단일 반구 수면, 즉 좌뇌와 우뇌가 번갈아 자는 수면법을 취하는 것인데, 이는 돌고래가 물속에서 이동하면서도 잠을 잘 수 있게 만들었습니다. '잘 시간마저 쪼개 일하는' 누군가에게는 이런 돌고래 수면법이 그저 부러운 남의 사정일 수도 있겠으나, 상기한 내용을 통해 분명히 알 수 있는 것 하나는 '잠은 곧 뇌가 하는 일'이란 사실입니다.

수면 의학사에서 학자들이 잠에 대한 기존의 인식을 바꾸게 된 것은 '잠이 능동적인 활동'이라는 점을 발견하고부터입니다. 잠이 신체의 능동적인 활동 중 하나라는 사실이 어째서 중요할까요? 잠이 수동적인 상태에 불과하다면 깨어 있을 때와 같은 적극적인 뇌 활동이 없는 상태, 즉 공백과 같다고 할 수 있습니다. 하루의 3분의 1, 곧 인생의 3분의 1을 수면에 써버리면 우리는 실제 수명의 3분의 1을 버리는 셈이 됩니다. 그러나 실제로는 그렇지 않습니다. 잠은 뇌가 적극적으로 유도하는 다양한 신체 활동 가운데 하나라는 사실을 알게 되었고, 이는 곧 잠이 존재하는 이유를 이해하는 길을 열었습니다.

그렇다면 뇌가 적극적으로 잠을 유도하는 목적은 무엇일까요? 잠을 자는 동안 신체에 유용한 뭔가가 만들어지거나, 어쩌면 잠은 그런 유용한 활동의 결과일 수도 있습니다. 이렇게 바꿔 묻겠습니다. 우리는 잠을 잠으로써 무엇을 얻을까요?

잠을 자는 동안 우리 뇌는 깨어 있을 때 받아들인 정보를 정리하고 장기 기억으로 전환하며 이를 학습합니다. 두뇌 활동에 필요한 물질을 합성하고 옮기고 저장합니다. 수면 시 자율신경계 중 부교감신경이 활성화되면, 심장박동수, 호흡 횟수, 근육 긴장도 등이 감소하므로 신체는 쉴 수 있습니다. 이는 잠에서 깨어난 뒤의 활동을 위한 준비 작업입니다. 새로운 날을 맞을 준비를 하는 것입니다.

우리는 잠이 오기 때문에 잠을 자지만, 여기에 어떤 일정한 리듬이 있음을 압니다. 우리는 낮 동안 활동하고 난 뒤인 저녁 무렵 피로를 느끼며, 단순히 그래서 잠이 오는 거로 생각하기 쉽습니다. 그러면 낮의 활동에 따른 피로 물질 축적이 수면유발 인자일까요? 수면 의학 태동기인 1950~60년대에는 이 실체 모를 물질에 수면 독성물질(hypnotoxin)이란 이름을 붙이고 이를 찾으려 애쓰기도 했습니다. 여기에는 잠은 수면 독성물질이 쌓인 결과라는 수동적인 의미가 내포되어 있습니다. 처음 이 개념을 도입한 학자는 결국 그 물질을 찾지 못했지만, 최근 그에 상응하는 물질은 이것이 아닐까 싶은 발견이 있었습니다. 장 내 박테리아의 외벽을 구성하는 무라밀 펩타이드(muramyl peptide)가 그것입니다. 누구든지 감염병에 걸려서 몸져누웠던 기억이 있을 것입니다. 신체에 염증이 생기면 우리는 평소보다 잠을 더 자게됩니다. 이는 신체 면역기능이 떨어지면 장 속 박테리아가 증식하고 무라밀 펩타이드 농도 또한 증가하는 것과 무관하지 않습니다. 쥐를 대상으로 수면 박탈 실험을 한 결과 사망 원인은 장 내 박테리아 증식을 동반한 장염으로 밝혀졌습니다. 따라서 낮에 활동으로 쌓인 피로의 정체는, 무라밀 펩타이드 축적에 따른 피로일지도 모른다는 것입니다.

별다른 문제가 없는 한, 사람은 해가 뜨면 일어나 활동에 들어가고 날이 저물면 잠을 잡니다. 자고 깨는 이 같은 일련의 활동은 약 24시간 주기로 이루어집니다. 매일 거의 비슷한 시간대에 졸음을 느끼는 것은 그 때문입니다. 이런 수면-각성 주기를 관장하는 중추는 시신경 교차상핵에 있는데, 해당 중추의 작용으로 뇌 송과체에서 '어둠의 호르몬' 멜라토닌이 분비됩니다. 주위가 어두울 때 분비되고 밝아지면 분비가 줄어드는 이 멜라토닌이 매일같이 찾아오는 졸음의 배후세력이 되겠습니다.

우리가 잠을 자고 잠에서 깨는 이유에 대한 설명은 앞의 두 가지를 통합한 형태를 취하는 게 최근의 추세입니다. 24시간 동안 일정한 리듬으로 수면과 각성에 대한 경향이 오르내립니다. 여기에 낮의 활동으로 쌓인 수면유도물질이 가세합니다. 이들 둘이 합쳐져 수면 욕구가 최고조에 이를 때 비로소 잠을 자게 되는 것입니다.

잠을 제대로 못 자면 뚱뚱해진다?

'허구한 날 퍼질러 잠만 잔다'라는 표현에서 감지되듯, 과거 농경사회에서는 잠을 자는 행위, 그것도 많이 자는 행위는 그리 바람직한 것이 못 되었습니다. 그래도 해시계에 맞춰 일하고 잠자리에 들었으니 건전한 생활습관이 유지되긴 했을 터입니다. 현대인은 잠을 줄여가며 공부하고, 잠잘 시간을 아껴 돈을 버는(아니면 돈 벌 궁리를 하는) 걸 당연하게 여깁니다. 할 것도 볼 것도 많은 세상에서 누구에게나 하루는 24시간뿐이니 잠을 줄이는 것 말고는 달리 뾰족한 수가 없는 것입니다.

잠이 부족하면 하루를 시작해야 하는 아침부터 머리가 멍한 걸 느낍니다. 일단 눈을 뜨고 움직이고는 있지만, 왠지 모르게 피곤하고 집중력도 떨어집니다. 여기까지는 누구나 수긍하는 사실입니다. 그런데 여기에 더해 수면 부족이 비만을 부른다는 연구 결과들이 속속 발표되고 있습니다. 잘 못 자는 것도 스트레스인데 살까지 찐다니 억울하기까지 합니다. 어째서 그럴까요?

먹기는 많이 먹는데 일상적인 활동은 거의 하지 않은 채 잠만 잔다면 섭취한 열량을 소모할 길이 없으니 살이 찔 것입니다. 비전형 우울증*에서 자주 보게 되는 현상인데, 이런 특수한 경우를 제외하면 잠을 적게 잘 때 오히려 체중이 늘고 충분히 잘 자면 체중은 줄어듭니다.

수면 시간과 체중 간 연관성을 10년간 추적 관찰한 한 연구에서, 하루 5시간 자는 여성은 7시간 자는 여성보다 체중이 늘 가능성이 30% 이상, 비만이 될 확률도 15% 이상으로 나왔습니다. 하루 5시간, 7시간이라는 수치에 주목합시다. 이는 평균 수면 시간으로, 단 하루 5시간 잤다는 뜻이 아닙니다. 평균적인 성인에게 필요한 수면 시간이 7시간 정도라고 하면, 매일 5시간 수면은 하루 2시간씩의 수면 박탈이 있었음을 의미합니다. 그리고 이는 장기간 지속한 것이므로 만성화된 수면 박탈입니다. 이런 만성적인 수면 박탈은 수면 중 분비되는 호르몬 균형을 깨뜨립니다.

앞의 연구를 뒷받침하는 후속 연구에 따르면, 만성 수면 박탈 시 렙틴 분비가 줄어들고 그렐린 분비가 늘어난다고 합니다. 무슨 말일까요? 렙틴은 체내 지방세포에서 분비되는 호르몬으로, 이 농도가 높다는 것은 몸속에 지방이 많다는 뜻이기에 '똑똑한' 우리 몸은 지방 섭취를 줄이고 섭취된 영양분을 지방으로 바꾸는 작업을 더디게 진행

---

* 잠을 많이 자고, 많이 먹으며, 우울한 기분 말고도 짜증스러움 등이 나타나는 우울증의 한 유형이다. 전형적인 우울증에서는 불면, 식욕저하, 우울한 기분 등이 주요 증상이기에 이와 구분하고자 비전형 우울증이라 칭한다. 치료방법 또한 다르다.

합니다. 반대로 낮아진 체내 렙틴 농도를 인체는 지방 부족으로 인식합니다. 몸속에 지방을 더 축적하라는 신호가 되는 것입니다. 이때 등장하는 게 식욕을 늘리고 체내 지방합성을 촉진하는 호르몬 그렐린입니다. 덜 자면 그만큼 활동 시간이 늘어 에너지 소모가 커지니 저장된 지방을 꺼내 쓰는 효과도 있긴 하지만, 그보다 렙틴 감소와 그렐린 증가로 식욕이 늘고 설상가상으로 체내에 들어온 영양분을 에너지원으로 쓰기보다 지방으로 쌓아 두려는 쪽으로, 인체는 알아서 준비 모드로 들어갑니다. 그 결과는, 체중 증가입니다.

잠을 충분히 못 자고 일어날 때는 여전히 체내 멜라토닌 농도가 높은 상태라 정신이 멍하고 입맛이 없어 아침 식사에 대한 욕구가 일지 않습니다. 잠이 부족하다→아침에 늘 멍하다→아침 입맛이 없어 결국 이를 보상이라도 하듯 날 저문 뒤에 많이 먹는다→늦게 잔다, 그래서 또 잠이 부족하다…. 이는 끊을 수 없는 악순환 고리처럼 물리고 물리다가 결국에는 뭐가 원인이고 결과인지 알 수 없는 상황을 만들고 맙니다.

수면 부족인 사람이 살이 찌는 가장 큰 이유를 야식에서 찾는 전문가도 있습니다. 집으로 배달시켜 먹는 야식이 언제고 밤의 허기를 달래줄 수 있다는 걸 아는 한, 사람들은 잠들지 못하는 밤을 맨입(!)으로 보내지 않을 것이기 때문입니다. 이때 시켜 먹는(또는 냉장고를 뒤져 찾아낸) 음식들은 으레 탄수화물과 지방 덩어리인 것이 많다는 사실을 모르지 않을 것입니다. 깨어 있는 상태를 유지하기 위해 더 많은 에너지가 필요한 인체의 생리 반응은 새삼스러울 것이 없습니다. 하지만 오늘날의 환경, 언제 어디서나 음식을 먹을 수 있고 거의 모든 걸

전화 한 통으로 주문할 수 있는 한국적 환경에서는 아무래도 필요한 양 이상을 먹게 되는 상황을 좀처럼 피하기 어렵습니다. 덜 자는 사람은 더 오래 깨어 있는 만큼 에너지 소모가 크긴 하지만, 그에 대한 보상이라도 하듯 더 먹습니다. 잠이 안 오니까 깨어 있는 건데, 깨어 있자니 배가 고프고, 그래서 주전부리를 하고, 결국 남는 건 얄팍한 만족감과 잉여 에너지뿐인 겁니다.

이렇게 체중이 늘면 기도 주위 점막에 지방이 침착돼 수면무호흡이 악화하기 쉽습니다. 또 수면무호흡이 심해지면 깊은 잠을 자기가 힘들어지고, 그 결과 만성적인 수면 박탈 상태에 빠집니다. 앞서 설명한 대로 렙틴 분비가 줄어들고 그 자리를 그렐린이 채우게 되면서 체중 증가는 계속됩니다. 수면무호흡증 환자가 이를 치료하지 않고 체중을 줄이기 힘든 이유가 여기에 있습니다.

수면무호흡증과 심장마비로 인한 돌연사

수면무호흡이 심장질환 및 뇌혈관질환 등을 일으켜 돌연사를 유발하는 방아쇠로 작용합니다.

수면무호흡이 있는 사람은 막힌 숨을 뚫으려 부지불식간에 애를 쓰게 되고, 이때 혈압이 올라갑니다. 숨이 막혀 산소 공급이 잘 안 되어 저산소증에 시달리는데, 이런 상황을 매일 밤 겪습니다. 또 밤에 충분한 잠을 자지 못해 낮에 졸음과 더불어 무력감을 느낍니다. 결국, 활동량이 줄어들어 체중이 늘기 쉬운 상태가 됩니다. 수면무호흡증 그 자체도 호르몬 분비에 영향을 미쳐 우리 몸을 살찌기 쉽게 만듭니다. 다시, 체중 증가는 혈압 상승을 일으킵니다. 수면무호흡증 환자

중 고혈압 사례가 많은 건 이런 이유입니다. 환자의 35~50%에서 고혈압이 관찰되는데, 낮 동안 측정하면 고혈압이 없는 환자에게서도 수면 중 무호흡이 나타나면서 수축기 혈압이 200mmHg 이상 올라갑니다. 140 이상이 고혈압 기준이 되므로 심한 고혈압 상태를 겪는 것입니다. 이렇게 혈압이 상승할 때 그 압력에 의해 뇌혈관이 터지면 뇌졸중으로 이어집니다. 코골이 정도가 심한 환자는 코를 골지 않는 사람보다 뇌졸중 발병 위험이 3배 이상 높습니다.

혈압이 올라가면서 심장에 부담을 주어 협심증, 부정맥, 심장 기능 장애가 생기기도 합니다. 부정맥은 수면무호흡 환자의 90%에서 관찰됩니다. 심장이 비정상적으로 천천히 뛰거나, 수 초간 뛰지 않기도 하며, 정상 심장박동 사이로 다른 심장박동이 끼어들기도 합니다. 수면무호흡 환자는 그렇지 않은 사람보다 심장마비에 20배 이상 취약합니다.

따라서 수면무호흡을 치료하면 고혈압 조절이 수월해집니다. 지속해서 치료할 경우 혈압이 정상화된다는 보고도 있습니다. 수면무호흡을 치료해 밤에 잠을 제대로 잘 자게 되면 낮에 활동량이 늘어나 규칙적으로 운동하게 되고, 이는 체중 감소로 이어집니다. 또다시 돌고 돕니다. 체중이 줄면 혈압도 제자리를 찾게 되는 것입니다.

졸음운전의 원인, 수면무호흡증

한 40대 남성이 교통사고를 낸 뒤에 수면 클리닉을 찾았습니다. 그는 졸음운전으로 앞차와 추돌했으나 다행히 큰 부상은 입지 않았습니다. 그가 처음 운전 중 졸음을 경험한 것은 5년 전입니다. 졸음운전으로 사고를 낼 뻔한 게 수차례, 작은 접촉사고도 몇 건 있었습니다. 그런데도 그는 운전대만 잡으면 쏟아지는 졸음을 어떻게 해결해야 할지 몰랐다고 합니다. 그러다 우연히 한 텔레비전 의학 프로그램을 통해 코골이가 심하고 수면무호흡증이 있으면 낮에 심하게 졸릴 수 있다는 사실을 접하고 비로소 자신의 졸음과 접촉사고를 수면 문제와 연결 지을 생각을 하게 되었다고 합니다. 이는 딱히 드문 예가 아닌데, 대부분 사람이 낮 동안 경험하는 졸음이 수면무호흡에 따른 결과일 수 있음을 쉽게 떠올리지 못합니다.

　　교통사고 얘기가 나온 김에 더 설명하자면, 수면무호흡증이 있는 사람은 정상인보다 교통사고를 3배 이상 더 낸다는 연구 결과가 있습니다. 수면무호흡증 환자 가운데 20%가 운전 중 졸음 때문에 어떤 형태로든 사고를 일으키고는 한다고 합니다. 음주운전 사고보다 졸음운전으로 인한 사고 빈도가 훨씬 높다는 보고도 있는데, 졸음은 비단 운전 중에만 문제가 되는 것이 아닙니다. 작업장 안전사고의 상당수가 졸음으로 빚어진 사람의 실수로 일어납니다. 교대근무에 따른 졸음 문제도 심각하지만, 교대근무와 수면무호흡증이 겹치면 졸음은 더욱 심해지고 그로 인한 사고 위험도 당연히 커집니다. 자신은 물론 타인의 안전을 위해서도 코골이와 수면무호흡증을 대수롭지 않게 여겨서는 안 됩니다.

치매도 수면무호흡증 때문에 생긴다?

　　고령화 사회로 빠르게 옮겨 가면서 치매가 가장 큰 문제로 떠올랐습니다. 암보다도 무서운 게 치매라는 이들도 많습니다. 치매는 내가 누군지 잊게 되는 병입니다. 망각, 누구에게나 두려운 일입니다. 최근 노인의학이 발전하고 다양한 노인 대상 임상연구가 진행되면서 치매와 수면무호흡증 간 연관성을 보여 주는 연구 결과들이 속속 나오고 있습니다. 수면무호흡증이 치매 유발 인자인가 하는 점을 바로 입증하기는 힘듭니다. 비교적 긴 시간에 걸쳐 추적 관찰해야 그 인과관계를 파악할 수 있기 때문입니다. 하지만 수면무호흡증이 수면 중 호흡 곤란으로 뇌로 가는 산소 공급을 어렵게 만든다는 사실을 고려하면 어느 정도 그 기전을 유추해 볼 수 있습니다. 산소 부족으로 뇌세포가 파괴되면 그만큼 뇌 기능이 떨어집니다. 기억 – 기억을 담당하는 '해마'는 산소 부족에 특히 취약한 부분입니다 – 과 판단 등 고급 뇌 기능을 상실하는 것입니다. 수면무호흡증이 인지능력을 떨어뜨린다는 연구는 이미 많이 나와 있습니다. 이런 연구 결과를 조금만 확장해 생각해 보면 수면무호흡증이 치매를 유발하거나 악화시킬 수 있다는 가능성을 유추할 수 있습니다.

쥐를 이용한 한 동물 실험은 유전적으로 알츠하이머 치매 발병 위험이 큰 쥐를 두 그룹으로 나누어, 한 그룹은 그대로 두고 다른 그룹은 수면 중 인위적으로 수면무호흡과 같은 상태로 유도했습니다. 그 결과 수면무호흡 그룹은 기억력에 관련된 과제를 잘 수행하지 못했는데, 사후 부검에서 알츠하이머 치매 원인 물질들이 뇌 속에 더 많이 쌓여 있는 것이 확인되었습니다. 수면무호흡증 환자 그룹의 뇌를 MRI로 촬영해 비수면 무호흡 그룹과 비교했더니, 기억을 담당하는 뇌 구조인 유두체가 줄어든 것이 관찰됐는데, 수면무호흡증 그룹에서 그 크기가 20% 더 줄어 있었습니다.

직접적인 원인으로 보지 않더라도 이렇게 따져볼 수도 있습니다. 수면무호흡증은 당뇨 발병 위험을 높입니다. 2008년 발표된 연구에 따르면 당뇨는 치매 전 단계인 경도 인지 저하 발병 위험인자입니다. 앞서 수면무호흡증이 있으면 고혈압이 잘 생긴다고 했는데, 고혈압 역시 경도 인지 저하를 유발하는 것으로 알려져 있습니다. 수면무호흡증이 당뇨와 고혈압을 매개로 신체를 치매에 취약한 상태로 만들 수 있는 것입니다.

한편 수면무호흡증에 대한 표준 치료인 양압술을 이용해 수면무호흡이 있는 치매 환자를 치료한 결과, 수면무호흡 증상이 사라지면서 낮에 졸음뿐 아니라 뇌 기능도 함께 회복되었다는 연구가 있습니다. 치매가 발병한 뒤에라도 수면무호흡을 찾아 치료하면 뇌 기능이 빠르게 떨어지는 상황을 막을 수 있고, 어느 정도 기능을 유지해 가면서 환자가 수명을 마칠 수 있도록 도울 수 있다는 뜻입니다.

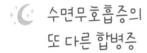

수면무호흡증의 또 다른 합병증

우울증

비정상적인 수면이 일으키는 문제는 곧 뇌가 겪는 문제입니다. 수면무호흡증 환자에게서 우울증이 빈발한다 – 물론 서로서로 원인이자 결과일 수 있습니다 – 는 연구 결과가 있습니다. 불면증 환자에게서도 우울증이 자주 관찰됩니다. 수면무호흡증과 불면증, 둘 다 '잠을 제대로 못 잔다'라는 특징이 있습니다. 수면무호흡증 환자가 쉽게 잠들며 상대적으로 잠이 안 온다는 불평을 하지 않는 것으로, 단순히 불면증 환자보다 잠을 더 잘 잔다고 단정해서는 안 됩니다. 수면무호흡증 환자의 수면 질은 불면증 환자의 그것만큼 좋지 않습니다. 양쪽 다 잠이 부족한 질환이며, 결과적으로 각 질환자의 뇌는 늘 충분한 휴식을 취할 기회를 얻지 못하는 상태에 놓입니다.

따라서 뇌는 활력을 잃고 그 기능 역시 저하됩니다. 특히 전두엽 기능이 떨어지는 게 우울증과 관련이 크다고 봅니다. 여기에서 말하는 우울증은 단순히 슬픔에 민감하게 반응하는 우울한 성정과는 성질이 다릅니다. 우울증의 특징 중 하나가 의욕 상실, 떨어지는 실행력, 전반적인 뇌 기능 저하입니다. 수면무호흡증 환자 중 상당수가 만성적인 피로와 의욕 저하를 경험합니다. 수면무호흡증이 중증도로 진행되면서 아예 삶에 대한 흥미를 잃어버리는 사람도 많습니다. 이것이 바로 우울증이며, 우울증은 사망으로 이어질 수도 있는 심각한 질환입니다.

역류성 식도염

위-식도 역류 증상으로 식도염을 앓는 사람도 수면무호흡이 있을 가능성이 큽니다. 앞서 수차례 설명한 대로 숨이 막히면 복압이 올라갑니다. 이때 상승한 복압이 위를 압박하면 위 속 내용물이 식도로 역류합니다. 밤늦게 식사하는 습관이 있는 사람은 이런 현상을 더 심하게 겪습니다. 또 역류한 위산이 연구개, 목젖, 기도 주위의 부드러운 조직을 자극해 붓게 하는데, 그 결과 기도는 더욱 좁아지고 코골이와 수면무호흡증은 더 심해집니다. 악순환되는 것입니다.

만성두통

수면무호흡증 환자들이 흔히 호소하는 증상에 두통이 있습니다. 특히 자고 일어난 후, 즉 아침에 두통을 느끼는 것입니다. 잠에서 깼을 때 전에 없던 두통이 감지된다면 자는 도중 어떤 비정상적인 상태를 겪지는 않았는지 의심해야 합니다. 수면 시 인체는 뇌의 활동을 줄이고 휴식 모드에 들어갑니다. 잠을 자면서 사람은 그날의 심리적인 스트레스도 어느 정도 해소합니다. 그러므로 이 프로세스가 제대로 작동했다면, 즉 잘 잤다면 두통은 생길 수 없습니다. 있던 두통도 사라지는 게 정상입니다. 그런데 두통이 생겼다고 합니다. 어째서일까요?

뇌는 심장과 더불어 인체에서 가장 많은 산소를 소비하는 장기입니다. 뇌는 우리가 잘 때도 일합니다. 낮 동안 입력된 정보를 정리해 장기 기억으로 전환·저장하는 작업이 수면 중 이루어집니다. 이런 일을 하려면 당연히 에너지를 써야 하는데, 이때 필요한 게 산소입니다. 한데 수면무호흡으로 숨을 쉬지 못하면 뇌로 가는 산소 공급이 끊기고, 산소 부족으로 뇌가 응당 해야 할 일을 제대로 못 하게 되거나 아주 힘들게 수행할 수밖에 없는 상황이 야기됩니다. 뇌가 스트레스를 받으며 일하게 되는 것입니다. 수면무호흡증 초기에는 대개 자고 나면 머리가 묵직하다고 호소하는 환자가 많습니다. 심한 두통은 아닙니다. 그러다 중증으로 진행되면 잠에서 깼을 때 더욱 분명한 두통이 느껴지고 그 강도도 심해집니다.

필자가 진료한 환자 가운데 수면무호흡증과 관련된 대부분 증상이 나타나지 않는데, 유독 두통만 심했던 분이 있었습니다. 이 환자는 전국의 대학병원과 유명한 두통 클리닉을 찾아다니며 온갖 검사와 치료를 했지만, 두통의 원인을 찾지도, 적당한 치료를 받지도 못했습니다. 의료박람회에서 우리 병원을 알게 돼 내원한 그를 문진한 뒤, 수면검사를 시행했더니, 역시 수면무호흡이 있었습니다. 결국, 양압술 치료로 고질적인 두통을 해결했습니다. 물론 이는 특이한 사례이긴 하나, 두통의 원인을 그 많은 의사 중 어느 누구도 수면무호흡증에서 찾으려는 생각은 못 했던 것입니다.

원인 미상의 수면 중 사망

가끔 자다가 죽었다는 사람에 관한 이야기를 듣습니다. 사인은 짐작 가능한 심장마비입니다. 한데, 정말 그게 원인일까요? 일단 모든 사망의 최종적인 원인은 심장마비입니다. 문제는 왜 심장마비가 왔는가 하는 점입니다. 잠을 자다가 누군가로부터 감정이 격해질 만한 말을 듣고 흥분한 것도 아닐 터. 갑자기 큰 힘을 쓸 일도 없습니다. 그런데 어째서 심장마비란 말인가요?

수면 중 호흡곤란을 겪었기 때문입니다. 막힌 기도를 뚫고 숨을 쉬려 애쓰다가 심장에 무리가 간 것입니다. 수면무호흡증은 자다가 죽을 수 있는 병입니다. 그(그녀)의 심장은 그때 이미 수면무호흡에 따른 심각한 저산소증 상태에 있었습니다. 산소 부족 상태에서 심장에 엄청난 부하가 가해졌습니다. 그 순간 심장이 멈추면서 사망한 것입니다.

언젠가 경찰서에서 필자의 병원으로 이런 공문을 보내 왔습니다. 우리 병원에서 코골이와 수면무호흡증을 진료한 기록이 있는 40대 남성이 집에서 자다가 사망했는데 원인을 모르겠다는 것입니다. 담당 경찰이 그의 진료 기록을 모조리 뒤져 나온 게 우리 병원의 기록이었습니다. 그래서 혹 우리 병원 진료 내용과 그의 사망 간에 어떤 관련이 있지는 않은가 하는 질문이었습니다. 내원 당시 소견으로 그는 중증 코골이와 수면무호흡증이 있을 것으로 추정돼 필자는 수면다원검사를 받고 본격적인 치료에 들어갈 것을 권했습니다. 하지만 그는 비용 문제와 시간이 없다는 이유로 이를 미루었습니다. 필자가 경찰서로 보낸 답변은 '고인은 수면무호흡증이 강하게 의심되는 상태였으며, 이후 별다른 치료를 받지 않았다면 수면무호흡에 따른 수면 중 돌연사일 가능성이 크다'였습니다.

중년 남성이 회식 자리에서 과음 후 귀가했는데, 다음날 아침 사망한 채로 발견되었다는 유의 사건이 많습니다. 망자는 대개 비만 체형에 코골이가 심한 편이었다고 보고됩니다. 이 정도만 듣고도 필자는 사망의 근본 원인을 수면무호흡증으로 보기도 합니다. 우리 주변의 수면 도중 사망 사건의 상당수는 그 원인이 수면무호흡에 있다는 확신을 필자는 갖고 있습니다. 독자 여러분도 이제 어느 정도는 이에 동의하리라고 봅니다.

수면무호흡증 관련 질병

그밖에 다음의 질환 또한 수면무호흡증과 연관돼 나타날 수 있습니다.

- 간 질환: 지방간 환자 절반 정도에서 수면무호흡증이 관찰되며, 수면무호흡증 환자 절반 정도가 지방간을 갖고 있다.
- 남성에서 발기부전

- 소아에서 성장지연
- 강직성 척수염과 같은 염증성 관절질환
- 몽유병

☾ 가정에서

코골이로 내원하는 환자의 상당수가 배우자에 대한 수면 방해 문제로 힘들어합니다. 본인의 코 고는 소리에 괴로워하는 사람은 없습니다. 코 고는 소리 때문에 부부가 일찍부터 각방을 쓰는 예도 드물지 않습니다. 이것만으로도 코골이는 원만한 가정생활에 있어 적잖은 방해 요인이 됩니다.

코골이 소리만 문제인 게 아닙니다. 수면무호흡증이 동반된 경우라면 당사자는 만성적인 수면 부족과 피로에 시달립니다. 퇴근 후에는 피로 때문에 집에 발을 들여놓기 무섭게 그대로 쓰러지듯 기댈 곳을 찾거나 잠을 잡니다. 수면무호흡증은 성 기능을 떨어뜨리기도 하므로 부부관계도 삐걱대기 쉽습니다. 휴일이라고 다르지 않습니다. 모름지기 관계란 상호적입니다. 수면무호흡증으로 의욕이 떨어진 데다 우울증까지 있는 사람과는 어느 누구도 원만한 가정생활을 하기가 힘듭니다. 수면무호흡증은 질병이며 '환자'를 대하고 있는 것임에도, 가족들은 수면무호흡증이 있는 그(그녀)를 환자로 여기지 않습니다. 매사를 귀찮아하고, 집에 들어오면 아무것도 안 하고 잠만 자려는 그(그녀)를 가족은 이해하지 못합니다. 그(그녀)에게 정상적인 활동을 기대하면 할수록 그에 미치지 못하는 모습에 가족은 물론 그(그녀) 역시 짜증이 나고 서로에게 화가 치밉니다. 이렇게 불화가 싹트는 것입니다. 자녀가 있는 가정이라면 자녀 교육에도 결코 좋을 리 없는 상황입니다.

☾ 직장에서

업무상 출장이 잦은 일을 하는 분 중 코골이로 수면 클리닉을 찾는 사람이 많습니다. 가정에서야 최악의 경우 혼자 따로 자는 것으로 대충 해결되지만, 출장지에서 늘 동료와 함께 방을 써야 한다면, 그의 코골이로 인한 피해자가 생기는 건 피할 수 없는 일입니다. 혹 동료가 아닌 상사와 함께 묵은 다음날, "자네 코 고는 소리 때문에 밤새 한숨도 못 잤네" 같은 말을 들어야 한다면 기분이 어떨까요?

깊게 잘 수가 없는 수면무호흡증 환자는 늘 수면 부족에 시달립니다. 그(그녀)는 기상 시각이 늦는 날이 많으며, 따라서 지각이 잦고, 결근 빈도 또한 그렇지 않은 사람보다 높습니다. 만성피로에 수면 부족으로 회의 때마다 졸기 일쑤라면 그 사람의 직장 생활은 어떻게 될까요? 거기에 집중력 저하, 기억력 감퇴 등으로 해야 하는 일만 간신히 해내는 상황이라면 말입니다. 그런 사람이 과연 직장에서 인정받을 수 있으며, 당사자 또한 일에서 보람을 찾을 수 있을까요? 그가 처한 상황을 알 리 없는 주변 사람(특히 상사)은 이를 이해하지 못할 테고, 그저 그를 게으른 사람, 근무 태도가 불량한 직원으로 간주해버릴 것입니

다. 또 이런 상태가 계속되면 승진에서 누락되거나 실직 위험마저 안
을 수 있습니다.

Chapter

3

수면무호흡증은
왜
생기는가?

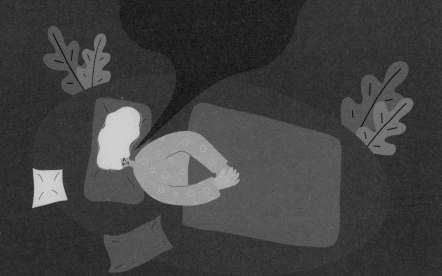

잠을 자다가 숨을 멈추는 혹은 호흡에 곤란이 생기는 수면무호흡증에는 크게 3가지 종류가 있습니다. 기도가 물리적으로 막혀서 숨을 못 쉬는 폐쇄성 수면무호흡증, 호흡을 담당하는 뇌 부분(호흡중추)이 호흡하라는 명령을 내리지 않아서 숨을 못 쉬는 중추성 수면무호흡증 그리고 이 두 가지 유형이 섞여서 나타나는 혼합성 수면무호흡증이 있습니다.

폐쇄성 수면무호흡증이 더 흔하므로 폐쇄성 수면무호흡증에 대해서 먼저 다루고 이어서 중추성 수면무호흡증을 소개하고자 합니다.

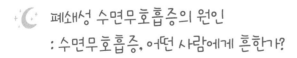

폐쇄성 수면무호흡증의 원인
: 수면무호흡증, 어떤 사람에게 흔한가?

주위에 코를 고는 사람이 많은데, 이 사람들 모두가 수면무호흡증이냐고 묻는 사람이 많습니다. 수면무호흡증 유병률 – 전체 인구 중 수면무호흡증 환자가 차지하는 비율을 말합니다 – 은 연구에 따라 다르고 나라마다 차이를 보입니다. 미국의 연구에 따르면 수면무호흡증 발병에는 인종 간 격차가 존재합니다. 백인의 9%, 히스패닉과 흑인의 15~16%, 아시아계의 24%에서 나타납니다. 일단 분명한 사실은 1세 미만 영아부터 65세 이상 노인에 이르기까지 전 연령에서 생길 수 있다는 점입니다.

신체 구조적인 면에서 상대적으로 취약한 집단은 있습니다. 수면무호흡증은 기도 구조 – 호흡 기도가 좁은 사람을 일단 위험군으로 본다 – 와 관련이 많은데, 얼굴 형태가 유전되듯 기도 구조 또한 유전된다고 할 때, 가족 모두에게 코골이나 수면무호흡증이 있는 경우를 자주 접하게 됩니다. 그러나 기도가 선천적으로 좁은 사람이 반드시 수면무호흡증을 갖는 것은 아니며, 후천적인 신체 변화로 기도가 좁아질 수도 있다는 데 주의해야 합니다. 체중이 갑자기 늘거나, 기도를 지탱하는 조직의 탄성이 떨어지거나, 코 질환으로 호흡 통로가 좁아지거나, 호흡 근육 간 조절(협응)이 잘되지 않는 경우, 또 구개 편도와 아데노이드 편도가 갑자기 커지거나, 갑상선 질환으로 혀가 커질 때, 턱 발육이 부진해 턱이 상대적으로 작아진다거나 할 때 수면무호흡증이 나타나고 심해질 수 있습니다.

아동에게서는 어떨까요? 어린이는 9세가 되기까지 얼굴 골격의 성장 속도보다 구개 및 아데노이드 편도의 성장 속도가 빨라 구강 내에서 이들이 차지하는 비율이 상대적으로 큽니다. 앞의 설명처럼 편도가 커지면 호흡을 방해하게 되는데, 이 때문에 코골이나 수면무호흡이 나타날 수 있습니다.

남성이 여성보다 수면무호흡증에 걸릴 위험이 3배 이상 높습니다. 정확한 이유는 밝혀진 바 없으나, 기도 구조, 기도 주위 근육의 조절, 복부비만, 흡연, 성호르몬 – 여성에게 분비되는 프로게스테론은 호흡 능력을 증강하고 무호흡을 줄여 줘 수면무호흡으로부터 여성을 보호합니다 – 등이 관여하는 것으로 알려져 있습니다.

고령도 한 요인입니다. 나이가 들면 기도 주위 근육의 힘이 떨어지고 호흡 조절이 예전만큼 잘되지 않기 때문입니다. 특히 70세 이상 노인은 근육의 탄력이 눈에 띄게 떨어져 기도 조직이 떨리면서 만들어지는 코골이 없이 바로 수면무호흡 단계로 접어드는 사례가 많습니다. 미국의 한 연구는 30~60대 남성의 20%, 여성의 9%에서 수면무호흡증이 관찰된다고 밝혔습니다. 70세 이상 노인 인구에서는 남성의 76%, 여성의 54%에 수면무호흡증이 있는 것으로 추산합니다. 결국, 고령화 사회로 진행될수록 주변에서 수면무호흡증 환자와 접할 일이 늘어나게 되는 것입니다.

술이나 진정제, 수면제와 심장질환 치료를 목적으로 복용하는 약물 중 일부가 수면무호흡을 유발하거나 악화시킬 수 있습니다. 코골이, 수면무호흡 환자 대부분이 음주한 날 밤 심한 증상을 겪는 것으로 나타났습니다. 또 수면무호흡으로 자주 잠이 깨는 사람들은 불면증 진단을 받고 진정제나 수면제를 먹기도 하는데, 이들 약물은 기도 주변 근육을 이완시켜 무호흡 빈도를 높일 뿐 아니라, 무호흡에 반응하는 속도를 늦춰 무호흡으로 인한 산소 부족 상태를 심하게 만들 수 있습니다. 따라서 각별한 주의가 필요한 위험군이 되겠습니다.

수면다원검사를 해 보지 않고도 코골이 수면무호흡증이 있을지 그리고 얼마나 심할지 추정해 볼 수 있습니다. 기도를 막을 수 있는 구조물의 특성을 보고 판단합니다. 아래턱의 크기, 혀의 두께, 목젖과 연구개의 위치, 코의 모양 등이 관련 있고 기도 주위 조직에 지방이 많은가 하는 것도 관련이 있습니다.

숨길, 모양이 중요하다

코골이가 생기는 숨길과 수면무호흡증이 생기는 숨길은 크게 다르지 않습니다. 다만 수면무호흡증이 있는 경우는 숨길이 완전히 막히고 그 막힘이 오래갑니다. 그래서 코골이가 있는 사람은 거의 다 수면무호흡증이 있다고 보는 것입니다. 얕은 잠을 잘 때는 코를 골다가 잠이 깊어지면 숨이 막히게 되는 것을 흔히 봅니다. 자는 동안 시각에 따라, 수면 단계에 따라 코골이와 수면무호흡증의 심한 정도는 수시로 변합니다. 그래서 하룻밤 동안 잠 상태를 찍어 봐야 정확한 진단이 가능합니다.

숨길 모양은 신체의 해부학적 구조물입니다. 그리고 그 구조물의 모양은 상당 부분 타고난 것입니다. 유전적인 요인이 강하다고 할 수 있습니다. 아버지가 코를 골면 아들도 코를 곱니다. 눈 모양만 닮는 것이 아닙니다. 턱의 모양과 크기, 혀의 두께, 코 모양도 닮습니다. 선천적인 요인이 강합니다. 물론 후천적인 요인도 있습니다. 자라는 동안 환경이 좋지 않아서 혹은 기후 조건이 맞지 않아서 코 염증이 심했다면 그로 인해서 코막힘이 생기고 입을 벌리고 호흡을 했을 것입니다. 그 결과 아래턱이 작아지면서 코골이와 수면무호흡증이 심해졌을 수도 있습니다.

숨길 모양을 파악하는 것이 코골이와 수면무호흡증 진단의 첫 단계입니다. 입을 벌려서 구조를 봅니다. 콧속으로 내시경을 넣어서 코 상태를 봅니다. 또 코와 기도를 함께 찍을 수 있는 영상검사를 시행하기도 합니다. 이런 구조적인 요인이 향후 치료 방침을 결정하는 중요한 자료가 됩니다.

폐쇄성 수면무호흡증은, 수면 중에 기도를 유지하는 조직의 힘이 빠지면서 생깁니다. 여기에 관련되는 조직은 부드러운 입천장(연구개), 기도 주위의 점막, 혀 등입니다.

호흡이 이루어지는 과정을 차례로 따라가면서 살펴봅시다.

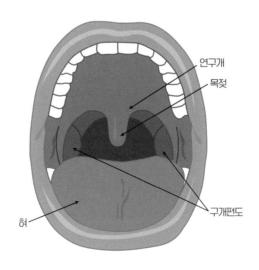

그림1 입안 구조물 설명. 위에서부터 연구개, 목젖(구개수), 구개 편도, 혀

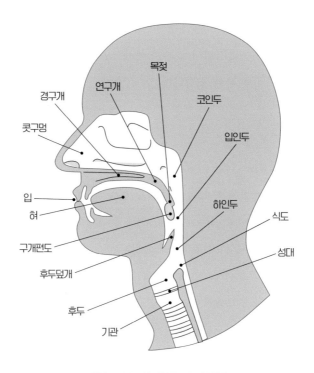

그림 2 정상적인 상기도(숨길) 옆 단면

1. 코

먼저 콧구멍을 통해서 공기가 들어갑니다. 콧속에 있는 주름 (비갑개) 사이를 지납니다. 이 주름이 두꺼워져 있다면 공기가 잘 지나가기 힘들 것입니다. 알레르기가 있으면 이 조직이 만성적인 염증으로 부어 있습니다. 그만큼 공기가 원활하게 지나기 힘듭니다. 부비동에 염증이 있을 경우에도 이 조직들이 부어 있고 끈적이는 점액이 막고 있을 것입니다. 알레르기, 비염, 축농증 등이 있을 경우에 코골이가 심해지는 것이 이 때문입니다. 이런 질환이 없는 경우에도 감기에 걸

렸을 때는 이 조직들이 부어서 공기 흐름을 막습니다. 또 술을 마시면 알코올이 분해되는 과정에서 생기는 아세트알데하이드가 점막을 붓게 만듭니다. 코막힘도 이때 생깁니다.

- 코의 모양

코뼈가 휘어 있는 사람이 있습니다. 외관상으로도 뚜렷하게 휘어져 보이는 사람들은 콧속의 비중격도 휘어져 있을 가능성이 큽니다. 코뼈가 휘어져 있는 것인데 이렇게 되면 콧구멍으로 공기가 원활하게 지날 수 없습니다. 좁아진 공간을 통과할 때 공기가 빠르게 흐릅니다. 그래서 코골이 소음이 더 심해집니다. 한편, 외관상으로 별문제가 없어 보이지만 콧속이 막혀 있는 경우가 있습니다. 비염이 심한 사람도 많습니다. 이런 사람은 발음할 때 콧소리가 납니다. 알레르기와 비염이 있다는 것은 자신도 대개 잘 알고 있습니다. 이런 분은 특히 코골이가 심합니다.

2. 편도와 아데노이드

콧속, 즉 비강을 지나면 그 끝에 아데노이드 편도가 버티고 있는 경우가 있습니다(소아에게는 이 아데노이드 편도가 크고 코골이와 수면무호흡증의 원인이 됩니다). 그보다 더 아래에는 구개 편도가 있습니다. 편도는 소아에게는 면역을 담당하는 구조물입니다. 소아에게는 이 구조물들이 코골이의 중요한 원인이 됩니다. 나이가 들어서 10대 중반이 되면 저절로 그 크기가 줄어듭니다. 한편, 나이가 들어도 이 조직이 줄어들지 않고 기도를 막는 경우에는 코골이와 수면무호흡증이 생기고 심해집니다. 낮에도 이들 구조물이 코로 호흡하는 것을 막기 때문에 입을 벌리고 있고 입을 완전히 다물지 못하는 '아데노이드 얼굴'을 보이기도 합니다.

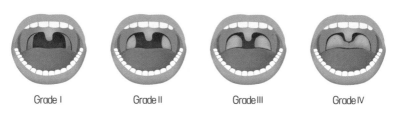

Grade I · Grade II · Grade III · Grade IV

그림 3 편도 크기 분류표. 혀 뒤 양쪽에 구개 편도가 표시되어 있다.
등급이 높을수록 구개 편도가 크고 코골이와 수면무호흡증이 생기기 쉽다.

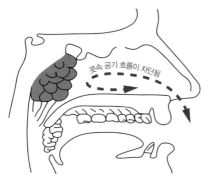

콧속 공기 흐름이 차단됨

그림 4 아데노이드 편도가 커서 코를 통해서 원활한 호흡을 하지 못하는 상태를 보여주고 있음. 코 뒤편, 천장에 자리하고 있는 것이 아데노이드 편도이다.

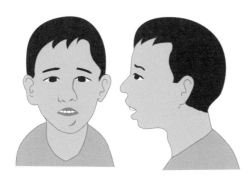

그림 5 아데노이드 얼굴, 아데노이드 편도가 커서 코로 호흡하기 힘들어지면 입으로 호흡하게 된다. 장기간 입으로 호흡하다 보면 아래턱이 잘 발달하지 않아서 작아지고 입이 다물어지지 않고 얼굴이 길어지는 형태가 된다.

3. 연구개와 목젖

- 크고 긴 목젖과 연구개

편도 다음으로 공기가 만나는 구조물이 연구개와 목젖입니다. 연구개에 연결된 것이 목젖입니다. 일반인들에게 설명할 때는 이 둘을 함께 지칭할 때가 많습니다. 지금이라도 입을 벌리고 거울을 들여다보면, 입천장에 목젖이 매달려 있는 것이 보입니다. 어떤 사람은 얇고 가늘지만 어떤 사람은 뭉툭하고 굵습니다. 뭉툭하고 긴 사람은 코골이가 심한 사람입니다. 입을 조금 벌리고 크게 숨을 들이쉬면 연구개와 목젖 부분이 떨리는 것을 느낄 수 있습니다. 숨을 들이쉴 때 공기가 들어가면서 목젖을 치고 지나가는 일이 매우 자주 있고 그 결과 목젖이 '두들겨 맞아서' 부어 있습니다. 붓게 되면 기도를 더 막게 됩니다. 악순환입니다. 한편 목젖이 매달려 있는 입천장의 뒷부분, 부드러운 입천장이 연구개입니다. 혀로 입천장을 훑어보면 처음에는 딱딱하다가 뒤로 가면 부드러워집니다. 혀가 들러붙었다가 떨어지면서 '딱' 하는 소리를 내기도 합니다. 이 부분이 연구개입니다. 이 조직이 연하고 늘어져 있다면 기도를 막고 코골이를 만듭니다. 그래서 연구개와 목젖을 잘라내고 부피를 줄이고 딱딱하게 하는 수술이 연구개-구개수(목젖) 수술입니다. 가장 흔히 시행되는 수면무호흡증 수술입니다.

4. 크고 두꺼운 혀

턱이 작은 것도 문제지만, 혀가 큰 경우에도 숨길을 막습니다. 혀를 내밀어 봤을 때 혀 가장자리가 치아 모양처럼 움푹움푹 들어가 있는 것을 볼 수 있습니다. 혀가 너무 커서 아래 치아와 만나면서 혀에

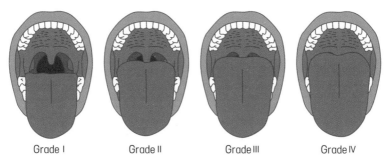

Grade I   Grade II   Grade III   Grade IV

그림 6 혀의 두께와 위치에 따라 기도 구조를 분류한 말람파티 분류표.
마취과 의사들이 기관삽관을 할 때 난이도를 평가하기 위해서 사용하던 것인데,
코골이와 수면무호흡증이 심한 정도를 평가하는 용도로 빌려서 쓴다.

자국이 생긴 것입니다. 혀가 두꺼운 사람 역시 혀가 입속에서 차지하는 공간이 크고 그래서 뒤로 밀리게 됩니다. 실제 혀는 우리가 보는 것보다 훨씬 큽니다. 앞에서는 보이지 않는 혀뿌리가 숨어 있습니다. 혀는 그 사람의 손바닥만 하다고 생각하면 됩니다. 그만한 구조물이 입속에 들어 있고 바로 누워서 잘 때는 중력에 따라 뒤로 늘어지면서 숨길을 막게 됩니다. 의사들은 환자의 입안을 들여다보면서 혀의 두께와 상대적인 위치를 봅니다. 그림 6처럼 4가지로 분류합니다. 수치가 높을수록 혀가 두껍고 뒤로 밀리면서 숨구멍이 가려져 보이는 것을 알수 있습니다.

5. 작고 뒤로 들어간 아래턱

아래턱이 작고 뒤로 들어가 있는 사람은 코골이와 수면무호흡증이 심한 사람입니다. 아래턱 발달이 잘 안 된 사람인데, 어릴 때부터 코막힘이 심했고 그래서 입을 벌리고 호흡했던 사람입니다. 아래턱

이 작아지면 혀가 있을 공간이 부족해지면서 혀가 뒤로 밀립니다. 특히 잠을 잘 때 뒤로 밀리면서 기도를 막아서 수면무호흡증을 만듭니다. 아래턱이 뒤로 들어가 있는 경우에는 혀도 그만큼 뒤로 가 있는 것이므로 이 역시 기도를 막게 됩니다.

6. 목

혀 뒤 공간을 좁게 만드는 것은 두껍고 뒤로 밀린 혀만은 아닙니다. 기도는 부드러운 조직으로 되어 있는 관이라고 보면 됩니다. 체중이 늘면 우리 몸 여러 부분에 지방이 쌓입니다. 여기라고 예외는 아닙니다. 체중이 늘면서 코골이와 수면무호흡증이 심해진 사람의 상당 부분은 기도 주위에 지방이 쌓여서 생깁니다. 체중 감량이 일부 도움이 되는 것은 이 때문입니다.

또 한편 기도를 관 모양으로 유지해주는 조직 자체에 힘이 없는 경우가 있습니다. 나이가 들면서 조직의 탄성이 떨어집니다. 그래서 숨을 들이쉬는 힘에 쉽게 굴복하면서 안으로 빨려들게 됩니다. 노인에게서 생기는 수면무호흡증은 대개 이런 식으로 생깁니다.

뚱뚱하면 수면무호흡증도 잘 생긴다?
비만도

체중이 늘면 코골이와 수면무호흡증은 심해집니다. 그건 틀림없습니다. 살이 찐다는 것은 지방 조직이 늘어난다는 것입니다. 지방이 기도 주위 조직에 쌓입니다. 기도가 그만큼 좁아지고 숨이 막히기 쉽습니다. 체중을 줄이는 것이 비교적 쉽게 할 수 있는 코골이와 수면무호흡증 치료이기는 합니다. 그런데, 막상 체중을 줄이려고 해도 수면무호흡증이 심한 사람에게는 쉽지 않습니다. 수면무호흡증이 있으면 몸에서 살이 찌게 만드는 호르몬이 나옵니다. 물만 먹어도 살이 찝니다. 또 늘 피로하니까 운동하기도 쉽지 않습니다. 그리고 살이 찌는 것과 앞서 이야기한 구조적인 요인, 즉 작은 턱, 크고 두꺼운 혀, 긴 목젖과 연구개 등은 무관합니다. 그래서 마른 사람 중에도 코골이와 수면무호흡증이 심한 사람들이 많은 것입니다. 동양인에게서는 특히 비만과 무관하게 심한 수면무호흡증이 많은 것이 이런 요인 때문입니다.

나이 들면 수면무호흡증이 잘 생긴다

1. 나이 들면 잠 못 자는 것이 당연하다?

수면 질환에 대한 건강보험공단의 통계를 보면 연령이 증가할수록 수면 질환은 늘어나는 것으로 되어 있습니다. 나이가 들면 잠들기 힘들고 자주 깨는 수면장애가 흔합니다. 대개 이런 경우를 불면증이라고 생각합니다. 나이가 들면 멜라토닌이라는 수면유도물질의 분비가 줄어들면서 불면증이 생기기 쉽습니다. 한편, 자다가 자주 깨는 수면유지 장애도 흔합니다. 수면유지 장애는 단순히 예민해서 혹은 잠을 오게 하는 뇌의 능력이 떨어져서 생기는 것은 아닙니다. 잠을 방해하는 어떤 질환이 있는 경우가 많습니다.

노인에게서 흔한 수면유지 장애의 원인은 코골이와 수면무호흡증입니다. 노인에게서는 코골이는 심하지 않으면서 수면무호흡증이 있는 경우가 많습니다. 그래서 코를 많이 고느냐고 물어보면 십중팔구 '나는 그런 거 없어'라는 대답을 듣게 됩니다. 그렇다고 수면무호흡증이 없는 것은 아닙니다.

2. 왜 나이 들면 수면무호흡증이 심해지는가?

　나이가 들면 신체 여러 가지 기능이 떨어집니다. 신체조직의 탄성도 줄어듭니다. 기도, 즉 숨길은 우리 신체조직으로 되어 있는 관입니다. 이런 조직의 탄성이 떨어지기 때문에 원래대로 둥근 단면을 유지하기 힘듭니다. 특히 밤에 잠을 잘 때는 신체조직, 특히 근육의 힘이 빠집니다. 꿈을 꾸는 렘수면에는 이런 현상이 특히 더 심합니다. 노인에게서는 이런 현상이 젊은 사람보다 더 잘 나타납니다. 노화로 신체조직의 탄성이 떨어져 있으므로 숨을 들이쉴 때 기도가 찌그러지면서 막히게 됩니다. 이 상태가 수면무호흡입니다. 젊은 사람의 경우, 기도의 탄성이 있으므로 숨을 들이쉬는 초기 단계에는 기도 조직이 빨려 들어가지 않으려고 버팁니다. 그때 코골이 소리가 납니다. 그러다가 들러붙어서 막히게 됩니다. 그런데 노인은 이런 탄성이 적기 때문에 코골이 단계가 거의 없이 바로 기도가 막히는 수면무호흡 상태가 됩니다.

　노인의 경우, 뇌 기능도 떨어져 있는 경우가 많습니다. 사람의 호흡은 뇌의 호흡중추가 자율적으로 조절하게 되어 있습니다. 그런데 깨어 있을 때보다 잠이 들면 호흡중추의 기능도 떨어집니다. 그래서 자다가 숨이 막히고 호흡이 힘들어져도 기민하게 대응하지 못합니다. 즉 숨이 막힌 상태로 오래가게 됩니다. 그동안 뇌는 저산소로 인한 손상에 노출됩니다. 노령으로 폐 기능, 심장 기능이 떨어져 있으므로 수면무호흡으로 인한 손상은 더 커지는 것은 자명합니다.

3. 수면무호흡증 방치하면 건망증을 넘어서 치매까지

수면무호흡증은 문자 그대로 수면 중에 호흡이 멈추는 질환입니다. 이때 뇌는 저산소증 상태에 있게 됩니다. 사람이 깨어 있는 중에 호흡에 곤란을 느껴서 혈중산소농도가 떨어지면 그 상태를 벗어나려고 애를 쓰게 됩니다. 한편, 잠을 자고 있을 때는 산소 농도가 떨어지는 것을 바로 느끼지 못하고 그 상태에서 오랫동안 있게 됩니다. 저산소증 상태가 지속하며 그때 우리 몸의 여러 조직이 손상을 입습니다. 산소를 가장 많이 소모하는 뇌가 가장 큰 타격을 받습니다.

진료실에서 수면무호흡증으로 내원한 사람, 검사 후에 심한 수면무호흡증으로 진단된 사람들은 대부분 그 전보다 기억력이 떨어진 것 같다고 이야기합니다. 건망증이 있는 것 같다고 이야기를 하기도 합니다. 수면무호흡증이 뇌에 미치는 악영향을 생각하면 건망증뿐 아니라 더 근본적인 문제도 생길 수 있을 것 같습니다.

미국 UCLA에서 뇌 영상검사를 이용해서, 수면무호흡증을 오래 앓은 사람들의 뇌를 정상인 뇌와 비교해 보았습니다. 그 결과 기억을 담당하는 유두체의 크기에 차이가 있음을 발견했습니다. 수면무호흡증 환자의 경우 유두체의 크기가 정상인보다 20%나 작았습니다. 기억을 담당하는 세포의 숫자가 줄어들면 기억력이 떨어지는 것은 자명한 일입니다. 이런 상태는 오랫동안 알코올을 섭취한 알코올 중독자나 알츠하이머 치매 환자에게서 나타나는 것이었습니다. 이처럼 수면무호흡증이 뇌의 구조적 손상과 변형을 일으킨다는 것은 그 영향이 일시적이고 쉽게 되돌릴 수 없다는 것입니다.

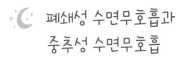

폐쇄성 수면무호흡과 중추성 수면무호흡

코골이와 수면무호흡증은 비정상적인 호흡 상태입니다. 숨을 쉴 때 공기가 지나가는 길의 어느 부분인가가 좁아져 있는 상태입니다. 호흡을 생각해 봅시다. 숨을 들이쉬면 공기가 콧구멍으로 들어와 콧속을 통과합니다. 그리고 연구개와 목젖 뒷부분을 지나서 혀 뒤를 지납니다. 그리고 성대를 거쳐서 기관으로 들어갑니다. 이 경로의 어느 부분에서든 좁아진 부분이 있으면 떨림이 생기고 그 진동음이 코골이입니다. 그리고 어느 부분이 막히면 무호흡이 되는 것입니다. 이를 폐쇄성 수면무호흡이라고 합니다.

한편, 뇌 기능의 장애로 혹은 수면무호흡증 상태에 장기간 노출되면서 호흡을 담당하는 뇌 부분에 이상이 생기는 경우가 있습니다. 이때는 뇌에서 호흡하라는 신호를 내려보내지 않아서 호흡을 못 하는 중추성 무호흡증이 생길 수 있습니다. 매우 심한 수면무호흡증이 있는 사람들에게서는 이런 경우도 있습니다.

Chapter

4

수면무호흡증,
어떻게
진단하나?

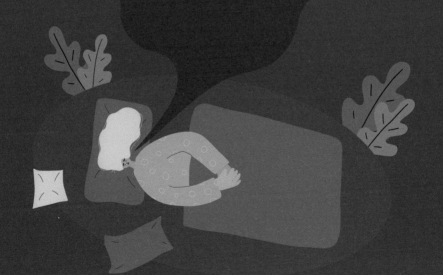

🌙 잘못하면, 수면무호흡증을 놓친다
: 진단과정에서 유의할 점

정확히 진단받아라

어떤 병이든 제대로 치료하기 위해서는 정확하게 진단해야 합니다. 진단은 병을 치료하는 첫걸음입니다. 진단이 잘못되면 치료도 잘못됩니다. 그래서 제대로 된 진단을 할 수 있는 의사와 의료기관을 찾아야 합니다. 진단이 잘못되면 치료받아야 하는 질환을 놓칠 수 있습니다. 또 그 반대로, 치료받을 필요가 없는데 불필요한 치료를 받을 수 있습니다. 혹은 너무 큰 비용을 들여서 불필요한 수준의 치료까지 받을 수도 있습니다.

수면 의학 전공 의사, 수면 클리닉을 찾아가라
: 코골이는 코 문제만이 아니라 수면 문제이다

코골이, 수면무호흡증이 의심될 때, 즉 주변 사람들로부터 '코를 너무 심하게 골고 자다가 숨을 멈추는 일이 있다'라고 듣고 나서 어느 병원을 방문할까요? 코골이는 수면 질환입니다. 그래서 수면 질환을 종합적으로 진단하고 치료할 수 있는 의사, 그리고 의료기관을 찾아야 합니다. 수면 의학 전공 의사와 수면 클리닉이 바로 그 일을 합니다.

코골이는 코만의 문제가 아니기 때문입니다. 코골이는 수면 중에 호흡곤란이 생기는 수면무호흡증과 밀접한 관련이 있습니다. 수면 질환을 전문으로 진료하는 의사는 환자의 수면 상태에 대해서 종합적으로 진료합니다. 코골이, 수면무호흡증에 대한 진료뿐 아니라, 하지불안증후군, 주기성 사지운동증, 낮 동안 졸음의 다른 원인, 불면증에 대한 종합적인 평가도 합니다. 그리고 환자가 호소하는 증상을 이들 질환과의 관련성을 염두에 두고 평가합니다. 수면다원검사를 권하거나 다른 검사를 권할 때도 환자가 가지고 있을지 모를 다른 질환에 대한 평가를 아우를 수 있도록 검사 계획을 세웁니다. 그래서 가능한 한 번에 환자의 상태를 파악할 수 있도록 합니다. 환자의 개별적인 상황을 고려하여 향후 치료의 가능성을 염두에 두고 검사 세팅을 조정할 수도 있습니다.

수면검사는 평소 자는 시간에 받아라

수면다원검사는 수면 상태를 평가하는 검사입니다. 그래서 그 사람이 평소 자는 시간에 검사를 받아야 합니다. 대개 수면 클리닉에서 수면다원검사는 야간에 시행합니다. 그런데 어떤 사람이 교대근무를 하고 있고 그래서 야간에 근무하고 낮에 잠을 자는 것이 일상적이라면 그 사람은 낮에 수면다원검사를 받아야 합니다. 만약 어떤 사람이 새벽 3시에 일을 마치고 오전 7시에 잠을 잔다면 그 사람의 수면검사 시작 시각은 오전 7시가 되어야 합니다. 수면 시작 시각이 달라지면 잠을 자는 시간 동안 수면의 질도 달라질 것이고 렘수면과 비렘수면이 출현하는 시간도 달라질 것입니다. 그러면 수면 구조에 따른 수면무호흡의 변화도 평소와 다르게 될 것입니다. 수면 질환 전문의사는 이런 점을 파악해서 그 사람에게 맞는 수면검사 시간을 정해줍니다.

낮에 졸음 심하면, 주간 졸음증 검사도 받아라

코골이, 수면무호흡증의 주된 증상 중 하나가 낮 동안 졸음입니다. 그런데, 어떤 경우에는 낮 동안 졸음을 유발하는 기면증, 특발성 과다수면증 등과 같은 질환이 원래부터 있었던 사람이 있습니다. 기면증의 합병증 중 하나가 체중 증가로 인한 수면무호흡증입니다. 기면증의 졸음에, 수면무호흡증이 유발하는 야간 수면 방해로 인한 졸음이 겹치면서 졸음이 더 심해집니다. 만약 이런 상황이라면 수면다원검사를 할 때 낮 동안 졸음 정도를 평가하는 주간 졸음증 검사(MSLT, Multiple Sleep Latency Test, 다중입면 잠복기 검사)를 시행해서 그 정도를 평가해야 합니다. 주간 졸음증 검사 결과, 기면증의 진단 기준을 만족한다면 이에 대한 전문적 치료도 할 수 있기 때문입니다.

필자 역시 환자를 진료하면서 꼭 주간 졸음 정도를 평가합니다. 환자가 호소하는 졸음 정도가 통상적인 수면무호흡증에서 동반되는 것에 비하여 너무 심하고, 또 환자 문진상 기면증을 포함한 과다수면증을 의심할 소견이 있다면 주간 졸음증 검사를 함께 받도록 권유합니다. 이렇게 해야 환자에 대한 종합적인 진단이 가능하고 향후 환자의 졸음 증상까지 완전하게 치료해 줄 수 있습니다.

양압술 치료를 받게 된다면, 꼭 수면 클리닉에서 압력 처방검사를 받아라

수면무호흡증으로 진단을 받고 양압기 치료를 권유받게 되면, 양압기를 사용하는 데 필요한 압력을 정하는 검사를 받아야 합니다. 이를 양압기 압력 처방검사라고 합니다(양압기 치료 부분에서 자세히 다룹니다). 이 검사는 수면무호흡증 치료에 있어서 상당히 중요한 부분을 차지합니다. 이 검사가 제대로 되지 않으면 이후 양압기 적응에 있어서 상당한 어려움이 있고 치료가 실패하기도 합니다. 압력 처방검사도 수면 클리닉에서 받아야 합니다.

치료를 받기 전과 치료 후의 상태를 비교하라

암으로 진단받고 수술을 받은 사람은, 일정한 기간이 지나면 종괴가 완전히 없어졌는지 재발하지는 않았는지 정기적으로 영상검사나 혈액검사로 추적관찰을 합니다. 치료가 제대로 되지 않았다면 추가적인 치료를 받습니다. 암 덩어리나 세포가 남아 있다면 재발해서 건강을 위협할 것이기 때문입니다.

코골이와 수면무호흡증 역시 마찬가지입니다. 수면무호흡증을 불완전하게 치료하면, 그로 인한 낮 동안 졸음, 혈압 상승으로 인한 심혈관에 대한 부담, 뇌 기능 저하가 누적되고 지속할 것이기 때문입니다. 코골이에만 관심이 있는 사람들은 자신의 코골이 소리가 줄어들었기 때문에 수면무호흡증도 치료가 된 거로 짐작합니다. 그리고 더 이상 추가적인 치료가 필요하지 않을 거로 생각합니다. 그러나 코골이 소리가 줄어든 것이 수면무호흡증이 완전히 조절되었고 그로 인한 건강 악영향이 완전히 없어졌다는 것을 의미하지는 않습니다.

수술적 치료를 받았다고 하면, 적어도 6개월 지난 후에 수면다원검사를 통해서 코골이와 수면무호흡증이 얼마나 남아 있는지 평가해 보아야 합니다. 코골이 수술을 받고 나서 얼마 지나지 않은 시점에는 수술을 받은 곳이 부어 있어서 수술의 효과를 정확히 판정하기 힘듭니다. 또 1, 2달이 지난 시점에는 코골이 수술 직후 통증으로 제대로 먹지 못해서 체중이 많이 줄어 있습니다. 이때 검사를 하면 코골이와 수면무호흡증이 상당히 호전된 거로 보일 수 있습니다. 체중 감소의 영향이 크게 작용합니다. 그런데 6개월 또는 1년 정도가 지나서 수술 전의 체중을 회복한 시점에서 검사해 보면 체중 감소의 영향을 배제한 상태에서 평가 가능합니다.

양압기 치료를 받는 때에도 정기적으로 수면다원검사를 통해서 수면무호흡증의 호전 정도를 평가해야 합니다. 또, 양압기 사용에 필요한 최적 압력도 정기적 재검사를 통해서 다시 설정해 주어야 합니다. 외국에서는 1년에 한 번씩 양압기 압력검사를 받아서 치료 효과를 판정하고 양압기 최적 압력을 재조정해줍니다. 또 1년이 되지 않았더라도 체중이 크게 늘거나 줄었을 경우, 다른 신체적 질환으로 몸의 상태가 크게 바뀌었을 때는 수면 질환을 전문으로 보는 의사를 만나서 진료를 받은 후 재검사를 통해서 적정한 치료 세팅을 맞추어 주어야 합니다.

구강 내 장치를 이용해서 수면무호흡증을 치료할 때는 구강 내 장치를 세팅한 후에 그 치료 효과를 수면다원검사를 통해서 평가합니다. 만약 충분한 치료 효과가 나타나지 않을 때는 장치를 새로 만들거나(일체형 장치의 경우) 아래턱을 내미는 정도를 조절하여(조절형 장치의 경우) 수면무호흡증 치료 효과가 충분히 나타날 수 있도록 합니다. 구강 내 장치 역시 장치를 사용하는 사람의 체중 변화, 신체적 질환 발병 등으로 인한 변화가 있으면 구강 내 장치를 착용한 상태로 수면다원검사를 다시 시행하여 치료 효과를 정확히 판정하는 것이 필요합니다.

수면 클리닉의 조건

앞서 서술한 바와 같이, 수면 질환에 대한 진단검사는 수면 질환에 대한 통합적인 진료가 가능한 수면센터 혹은 수면 클리닉에서 받는 것이 좋습니다. 미국이나 일본 등 수면 의학이 먼저 도입된 나라에서는 수면센터와 수면 클리닉 의사에 대한 인증제도가 있습니다. 매년 평가해서 일정한 기준을 만족할 때 인증을 갱신해 줍니다. 그래서 수준 높은 수면 의학 진료를 보증해 줍니다. 국내에서는 수면다원검사 정도 관리위원회에서 표준 수면다원검사를 시행할 수 있는 의사의 자격과 관련된 일을 하고 있습니다. 한편, 의료소비자는 개별의사의 경력을 참고하여 선택할 수 있습니다. 의료진이 검사기관과 검사의 질을 관리하기 때문입니다.

수면센터, 수면 클리닉의 조건은 아래와 같습니다.

Q 수면센터, 수면 클리닉이라고 하면 어떤 조건을 갖추어야 합니까?

A 수면장애를 진단하기 위한 수면다원검사를 비롯한 수면 의학 관련 진료와 검사 전반을 전문적으로 시행하는 곳을 수면센터라고 합니다. 미국 수면 학회가 인증하는 수면센터의 조건은 다음과 같습니다.

1. 수면 생리를 이해하고 있으며, 그를 토대로 환자를 진찰하고 치료할 수 있는 수면 의학전문의가 있어야 합니다.

2. 수면다원검사를 통해서 얻은 수면 기록을 판독하고 그를 토대로 진단을 내릴 수 있는 수면 의학전문의가 있어야 합니다.

3. 수면다원검사를 표준적인 방법에 따라 시행할 수 있는 수면 기사가 있어야 합니다. 수면검사는 대개 밤에, 8시간 이상 시행됩니다. 이 과정에서 다양한 센서를 통해 여러 가지 신호들이 얻어집니다. 이 신호들의 질을 잘 관리하고 검사 중에 일어난 일들을 파악하고 기록해 두고 검사가 끝난 후 그 기록을 초벌 판독하는 것이 수면 기사가 하는 일입니다. 이 기록들을 수면 의학전문의가 다시 판독해서 최종적인 진단을 내립니다. 만약 수면다원검사가 제대로 이루어지지 않는다면 그다음 단계는 의미가 없을 것입니다. 그러므로 충분한 수련을 거친 수면 기사와 수면 기사를 감독하고 지도할 미국 수면 전문의가 꼭 있어야 합니다.

4. 수면다원검사가 이루어질 독립된 공간이 필요합니다. 한 방에 한 명이 검사를 받아야 하며, 빛이나 소음 등을 완전히 차단해야 합니다. 쾌적한 온도와 습도를 유지해야 합니다. 검사 전이나 검사 도중에 수면 기사와 바로 통화할 수 있는 장치를 갖추고 있어야 합니다. 피검자가 불편을 느끼지 않을 정도의 넓이를 가진 침대가 좋습니다. 병원이 아닌

가정에서 시행하는 간이수면검사가 마치 최신기술이며 더 나은 검사인 것처럼 잘못 이야기하는 의사들도 있습니다. 간이수면검사는 문자 그대로 수면다원검사의 축약형이며, 표준검사를 하기 전에 환자 상태를 간단히 보기 위한 것이며, 수면무호흡증에 대한 검사만 가능하므로 매우 제한적인 검사입니다. 표준 수면검사는 병원에서 수면 기사의 지속적인 모니터하에 이루어지며 그래서 가장 정확합니다.

5. 기타 검사 장비와 환자 모니터 시설 등은 표준적인 기준에 맞아야 합니다.

수면 의학 전공 의사

수면 의학에도 전문의사가 있습니다. 수면 의학에 대한 전문적인 훈련을 받은 의사입니다. 수면 의학은 통합의학이며 그래서 정신과, 내과, 이비인후과, 소아 · 청소년과 및 신경과의 지식을 모두 요구하는 새로운 의학의 분야이며 이 과의 전문의사는 수면 의학에 관한 깊은 공부를 하고 수면 질환을 전문적으로 진료하게 됩니다.

우리나라에서는 서울대학교병원, 고려대 안암병원에 정신건강의학과 전문의가 일 년 동안 수면 의학만 집중적으로 수련하는 전임의 과정이 있습니다. 필자는 서울대학교병원에서 2004년에 그 과정을 마쳤습니다. 이 과정을 마친 사람은 수면 의학에 좀 더 전문적인 식견을 가졌다고 볼 수 있습니다. 이런 수련과정을 마치게 되면 수면 의학에 대한 지식뿐 아니라 수면다원검사가 제대로 시행되는지 감독하고, 그렇게 얻어진 수면 기록을 판독하며 그를 통해 정확한 수면 의학적 진단을 내리고 치료 계획을 세우고 치료를 하게 됩니다.

우리나라 의과대학 교과 과정 중 수면 의학에 대한 강의시간은 1시간도 안 되는 경우가 많습니다. 이렇게 짧은 시간 동안 빠르게 발전하며 방대한 학문으로 성장한 수면 의학을 제대로 익히는 것은 불가능합니다. 그래서 앞서 말한 대로 일 년 동안 수면 의학만을 집중적으로 공부한 의사가 필요합니다. 수면 의학을 전공하는 사람들은 이후에도 계속해서 학회를 통해서 재교육을 받습니다. 필자가 속한 대한수면의학회가 대한의학회에 소속된 수면 의학 전문학회입니다.

국내에 수면 의학이 도입된 지 15년여밖에 되지 않았고 수면 전문의도 20여 명 내외입니다. 그러나 기면증을 포함한 불면증 환자, 코골이 및 수면무호흡 환자, 그리고 교대근무를 포함한 일주기 리듬 장애 환자들은 매우 많습니다. 이들 환자는 제대로 된 진찰과 검사를 받지 못하고 있으며, 따라서 제대로 된 치료도 받지 못하고 있습니다.

누구든지 전문적인 진료로 최선의 치료를 받을 권리가 있습니다. 수면과 관련된 문제에도 전문적인 수련을 받은 의사가 있습니다.

수면검사를 시행하는 수면 기사

수면 기사는 보건대학을 졸업하고 임상 의료분야에 종사할 수 있는 면허를 취득한 사람으로 임상병리사입니다. 수면 기사는 수면검사를 받을 환자가 수면센터를 방문하면 수면 관련 설문지를 시행하도록 도와줍니다. 수면검사에 필요한 여러 가지 감지기를 신체에 부착시키는 일도 합니다. 수면검사는 여러 개의 감지기로부터 얻어진 신호를 종합적으로 판정하여 결과를 산출하므로 감지기를 정확하게 부착하여 좋은 신호를 얻는 것이 매우 중요합니다. 검사가 시작되면, 수면 기사는 환자로부터 얻어지는 다양한 신호를 모니터하여, 만약 감지기가 잘못 부착되어 신호가 제대로 얻어지지 않으면 이를 교정합니다. 또 수면검사 중 환자의 특이한 행동을 관찰하고 기록하여 이후 판독에 참고가 되도록 합니다. 매우 드물게 환자가 심한 부정맥이나 호흡곤란을 호소하는 때도 있는데, 이때 수면 기사가 즉각적으로 환자를 깨우고 응급조치를 시행하기도 합니다. 그래서 대부분의 수면 기사는 심폐소생술 교육을 마쳤고, 자격증을 가지고 있습니다.

검사가 끝나면 환자를 깨우고, 몸에 붙은 감지기를 제거한 후 귀가하도록 하는 것도 수면 기사의 일입니다. 수면 기사는 수면검사를 통해 얻은 결과를 자신이 검사 시간 동안 관찰한 소견과 맞추어가며 일차 판독(초벌판독)합니다. 일차 판독된 자료를 수면 전문의가 다시 정밀 판독하여 최종결과 보고서를 내게 됩니다.

최근, '미국공인수면기사(RPSGT)'라는 자격을 발급받은 수면 기사도 있습니다. 이는 미국 수면 기사 협회에서 시행하는 시험입니다. 적어도 1년 이상 수면검사 실무에 종사한 사람들이 시험에 응시할 자격이 있습니다. 온라인 시험입니다. 미국 수면 기사 협회에서는 영리 목적으로 미국인이 아닌 사람에게도 응시자격을 줍니다. 필자도 이 시험에 응시했고 합격해서 자격을 가지고 있습니다. '미국공인수면기사'라는 타이틀보다는 풍부한 실무경험과 이론적 지식을 겸비하는 것이 더 중요하다고 생각합니다.

국내에서는 2009년 2월, 대한수면의학회 주최로 수면 기사에 대한 인증시험을 시행하고 인증서를 발급한 바 있습니다. 당시 필자가 시험위원장을 맡았습니다. 대한수면의학회와 대한수면학회가 연합해서, 수면 기사들에 대한 직무교육을 수년에 걸쳐 시행해 오고 있습니다. 직무교육을 통해서 일정한 자격을 갖춘 수면 기사들을 대상으로 국내 수면 기사 자격을 인증하는 시험을 다시 시행할 계획입니다. 이를 통해 국내 수면검사의 질이 높아지고 환자분들께 더 나은 의료서비스를 제공할 수 있을 것입니다.

🌙 수면다원검사
: 수면검사의 표준

수면다원검사는 잠 상태를 찍어 보는 검사입니다. 그리고 잠의 다양한 측면을, 다양한 신호를 분석해서 측정한다는 의미에서 '수면'에 '다원'이라 말을 덧붙인 것입니다.

뇌파를 찍어 잠이 들었는지, 잠이 얼마나 깊은지, 수면 단계는 어떤지를 파악합니다. 그리고 안전도(눈동자 움직임), 근전도(신체 근육에 힘이 들어가 있는 정도)를 측정하는 장치, 심장의 전기적 흐름을 측정하는 심전도도 포함됩니다.

수면 중 호흡 상태를 측정하기 위해 코와 입에 호흡기류와 이산화탄소 농도 등을 측정하는 감지기를 붙이고, 호흡 노력 정도를 알기 위해 가슴과 배에 밴드 형태의 감지기를 두르게 됩니다. 또 무호흡으로 인한 혈중산소농도 감소를 측정하기 위해 손가락이나 귓불에 산소 농도를 측정하는 감지기도 붙이게 되고, 코골이 소리를 측정하기 위한 마이크를 목 주위에 붙입니다.

수면 중 주기적으로 다리를 움직이면서 잠에서 깨는 주기성 사지운동증을 진단하기 위해 다리근육에도 근전도를 붙이고, 수면 중 이상행동 유무를 파악하기 위해 어두운 곳에서도 찍히는 적외선 카메라로 녹화합니다. 이처럼 수면다원검사는 수면에 대한 종합적인 검사를 위해 여러 가지 감지기를 동시에 작동시켜 자료를 모으게 됩니다.

뇌파, 안전도, 근전도, 심전도 등은 조그마한 금속 전극을 피부에 붙여 측정하고 호흡 측정에 사용되는 감지기도 코와 입 주위에 접촉하지 않는 상태로 설치됩니다. 감지기가 피부를 뚫고 체내로 들어가는 경우가 없으므로 아프지 않고 안전해서 1세 미만의 영아에서부터 90대 노인까지 누구나 검사를 받을 수 있습니다.

수면다원검사를 위해 감지기를 모두 부착한 모습을 보면 다소 복잡해 보일 수 있으나 선들이 잘 정리되어 있으므로 감지기를 붙인 상태에서도 화장실에 다녀올 수 있고 수면을 하는 데 큰 영향을 주지

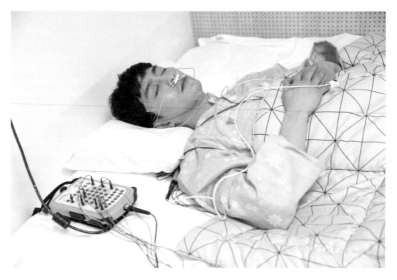

그림 7 수면다원검사를 받는 피검자

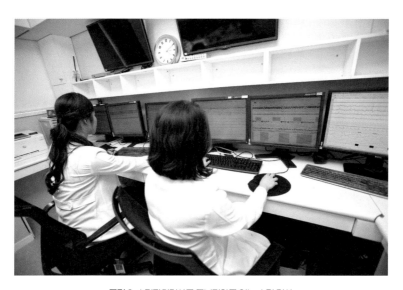

그림 8 수면다원검사를 모니터하고 있는 수면 기사

는 않습니다.

수면다원검사는 편안한 침대가 있는 1인실에서 이루어집니다. 검사실은 소음과 빛으로부터 완전히 차단되어 있어 수면에 방해를 받지 않으며 수면에 적정한 온도를 유지하고 있습니다.

감지기에서 얻어진 전기적 신호는 증폭기, 변환기 등을 거쳐 컴퓨터로 전달되어 저장되고 이 신호를 모니터를 통해 보면서 수면 기사와 수면 전문의가 판독하여 수면 단계, 수면 상태, 수면무호흡증 등 수면장애를 진단합니다.

☾ 이동형 검사의 용도와 한계

이동형 검사는 어떤 것인가?

표준 수면다원검사는 의료기관에서 20여 개의 센서를 붙이고 하룻밤을 자면서 검사하는 것입니다. 한편, 수면무호흡증을 진단하는 데 필요한 최소한의 센서(대개 1개에서 4개)들을 붙이고 피검자의 가정에서 자면서 검사를 시행하는 것을 이동형 검사(간이수면무호흡 검사)라고 합니다. 간이수면무호흡 검사는 수면무호흡증과 관련된 제한된 생체신호만 측정합니다. 표준 수면다원검사는 검사실에 고정되어 있는 데 반하여 피검자의 가정으로 이동시켜서 검사할 수 있다는 점에서 이동형 검사라고 하며, 최근 미국에서는 '수면센터 외 수면무호흡 검사(OCST, Out of Center Sleep Test)'라고 부릅니다.

이동형 검사, 이럴 때 한다

이동형 검사는 표준 수면다원검사보다 센서 개수도 적고 그래서 장비 가격도 저렴합니다. 수면 기사가 밤을 새우면서 모니터할 필요도 없습니다. 검사에서 얻어지는 데이터도 얼마 안 되기 때문에 판독에 시간이 오래 걸리지도 않습니다. 피검자의 가정에서 시행하기 때문에 검사실을 따로 확보하지 않아도 됩니다. 그 결과 검사 비용이 표준 수면다원검사의 1/10 정도로 저렴하고 이동형 검사 기기만 확보하면 돼 검사실이 없어서 검사를 못 하는 경우는 없으므로 대기시간이 짧습니다.

이동형 검사 기기가 개발되고 도입된 것은 미국, 유럽, 일본 등에서 수면무호흡증에 관한 관심이 커지고 이에 대한 검사 수요가 폭증하면서 검사 대기 기간이 10개월 이상 되는 일이 생겨난 데 있습니다. 진단이 늦어지면 그사이 환자의 건강이 나빠질 위험이 있습니다. 검사 대기시간을 단축하기 위한 목적으로 도입되었습니다.

미국의 경우 수면다원검사 비용이 고가입니다. 한편 이동형 검사는 이보다 훨씬 저렴합니다. 표준 수면다원검사를 많은 환자를 대상으로 시행하다 보니 의료보험재정이 많이 들게 되었습니다. 그래서 수면무호흡증 증상이 뚜렷하고 심장병을 비롯한 다른 내과 질환이나 수면 질환이 의심되지 않는 환자를 대상으로 이동형 검사를 시행하도록 해서 보험재정을 절감하려는 목적도 있었습니다.

미국 수면 의학회가 제시하는 이동형 검사 가이드라인에 이런 취지에 맞도록 이동형 검사를 시행할 수 있는 경우를 열거해 놓았습니다.

검사 시행하는 의사의 경력이 중요하다

이동형 검사 혹은 간이수면검사는 표준 수면다원검사보다 간단하므로 누구나 간단하게 시행할 수 있는 검사일까요? 오히려 그 반대입니다. 표준 수면다원검사는 20여 개의 센서를 이용해서 정밀하게 측정하고 수면 기사가 밤을 새우면서 환자의 수면 양상을 맨눈으로 관찰합니다. 검사 중에 생기는 다양한 상황에 즉각적으로 대처하면서 최선의 검사가 이루어지도록 합니다.

한편, 이동형 검사는 1~4개 정도의 센서로 수면무호흡만 측정합니다. 그래서 정보가 제한적입니다. 피검자 집에서 검사하다가 움직임으로 센서가 떨어지더라도 교정해줄 수면 기사가 없으므로 그 상태로 검사가 진행됩니다. 그래서 2시간 동안의 데이터만 모이기도 하고 4개 센서 중 2개만 작동해서 반쪽짜리 검사가 되기도 합니다. 무엇보다 뇌파를 측정하지 않기 때문에 환자가 실제로 잠을 잤는지를 판단할 수 없습니다. 이렇게 제한점이 많은 검사이므로 미국에서도 이동형 검사는 수면 의학전문의*만 시행할 수 있습니다. 그리고 표준 수면다원검사를 시행할 수 있는 시설을 갖춘 센터에서만 이동형 검사 장비를 가지고 검사를 시행할 수 있습니다.

이런 조건을 두는 이유는 이동형 검사를 환자에게 권유하기 전에 환자의 증상을 수면 의학의 견지에서 듣고 이동형 검사가 적합할지

• 미국에는 수면 의학전문의 제도가 있다. 정신건강의학과, 신경과, 내과, 이비인후과 전문의 자격을 가진 사람이 추가로 1년 이상 수면 의학에 대한 전문적인 교육을 받은 후 시험에 합격해야만 자격을 가지게 된다.

표준 수면다원검사가 적합할지를 판단하도록 하기 위함입니다. 또 이동형 검사를 시행했으나 제대로 된 검사가 이루어지지 않았을 때 표준 수면다원검사를 바로 시행할 수 있도록 하기 위함이기도 합니다.

이동형 검사 기기: 우리나라와 국외 상황 비교

우리나라에도 이동형 검사 기기가 도입되어서 사용되고 있습니다. 1~4개 정도의 센서를 가진 장비들입니다. 왓치팻이라는 장비는 손가락에 어떤 센서를 끼고 자면서 심장박동 양상을 통해서 수면 상태와 호흡 상태를 유추하는 장비입니다. 실제로 호흡을 측정하지 않는 셈입니다. 어떤 장비들은 코앞에 기류를 측정하는 센서를 붙이고 가슴과 배에 띠를 두르고 혈중산소농도를 측정하는 장치를 손가락에 착용하게 하기도 합니다.

우리나라에서는 이런 형태의 이동형 검사 기기가 표준 수면다원검사 시설을 갖출 여력은 되지 않는 병·의원에서 간단하게 수면무호흡을 검사하려는 목적으로 사용됩니다. 검사 결과는 자동판독이 되는데 센서 개수가 적고 검사 도중 센서가 작동하지 않는 경우도 있어서 표준 수면다원검사와 비교할 때 많은 차이를 보이기도 합니다. 검사도 표준 수면다원검사보다 저렴한 것도 아닙니다. 2018년부터 표준 수면다원검사가 국민건강보험 적용이 되면서 표준 수면다원검사의 본인 부담금이 12만 원 내외로 줄어들었습니다. 그래서 비용적인 측면에서도 이동형 검사의 장점이 적어졌습니다.

그래서 이동형 검사를 통해서 수면무호흡증이 있다는 것을 알게 된 후에 수면 전문클리닉을 내원해서 표준 수면다원검사를 시행하는 경우가 있습니다.

어떤 의사들은 이동형 검사가 표준 수면다원검사의 단점을 극복한 신기술이라고 이야기하기도 합니다. 이동형 검사 기기의 특성과 한계, 그 도입 배경을 이해하고 나면 이동형 검사의 위치가 어디에 있는지 알게 될 것입니다.

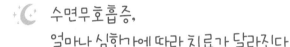

수면무호흡증, 얼마나 심한가에 따라 치료가 달라진다

내 증상이 얼마나 심한지 알아야 한다

코골이 치료, 즉 코골이 소음에 관한 치료 결정은 상당 부분 환자나 환자와 함께 자는 사람이 느끼는 불편 정도에 따를 것입니다. 코골이 자체는 질병이 아닙니다. 성가신 생리현상입니다. 그래서 어떤 정도의 코골이를 치료해야 할지 말지를 의사가 의학적 견지에서 결정하는 것은 아닙니다.*

그런데, 수면무호흡증 치료 결정은 의학적인 근거를 따라야 하고 상당 부분 의사가 주도적으로 환자에게 치료를 권해야 합니다. 이런 치료적 결정의 객관적인 근거가 되는 것이 수면다원검사 결과입니

---

* 최근에는 수면무호흡이 동반되지 않거나 시간당 5회 미만인 단순 코골이도 고혈압 등을 유발할 수 있다는 연구가 있고 그래서 치료해야 한다고 주장하는 학자도 있다.

다. 여러 번 언급되지만, 시간당 호흡곤란 횟수(호흡 장애지수, Respiratory Disturbance Index(RDI))가 5회 이상이면 수면무호흡증이 있다고 합니다. 5회부터 15회 미만을 약한 정도(경증), 시간당 15회부터 30회까지를 중간 정도, 시간당 30회 이상을 심한 정도로 나눕니다. 의학적으로 시간당 5회 이상, 수면 중 호흡곤란이 있고 낮 동안 졸음, 피로감, 자다가 자주 깸, 고혈압, 심장질환, 뇌혈관질환 등 중에서 어느 하나라도 동반되면 수면무호흡증에 대한 치료를 고려해야 합니다.•

시간당 15회 이상, 즉 중간 정도 이상의 수면무호흡증이 있을 때 미국, 일본 등에서는 양압기 치료에 대해 보험급여를 해 줍니다. 2018년 시작된 우리나라 양압기 급여 기준도 이와 같습니다. 즉 비용을 들여서라도 적극적으로 치료를 꼭 해 주어야 한다는 뜻입니다.

나는 정말 치료받아야 할까?

환자가 꼭 받지 않아도 될 치료를 받게 되면 과잉진료를 받았다고 합니다. 다른 분야도 그럴 수 있지만, 의료는 특히 의료소비자인 환자와 공급자인 의사 사이의 정보 비대칭이 심합니다. 환자는 질병과 그 질병의 치료 방침에 대해서 잘 모릅니다. 상당 부분을 의사에게 의지합니다. 그리고 의사가 의학적인 근거를 토대로 가장 좋은 치료적 결정을 내리고 그걸 권해줄 거로 믿습니다. 그런 신뢰가 의사-환자 관

• 여기서 기준이 되는 호흡 장애지수는 수면 중에 나타난 호흡곤란 횟수를 실제 수면 시간으로 나눈 것이다. 호흡 장애지수는 1시간당 호흡 장애의 횟수이다. 8시간을 자면서 40회의 호흡 장애가 있어야 시간당 5회가 된다. 8시간을 자면서 하룻밤을 통틀어 20번의 호흡 장애가 있다면 이는 정상이다. 치료가 필요 없다.

계의 기본입니다.

　　수면무호흡증 특히 경증 수면무호흡증의 경우에는 환자가 수면
무호흡증의 합병증(낮 동안 피로감, 집중력 저하, 심혈관질환과 뇌혈
관질환의 징후) 등을 크게 느끼지 못하는 경우가 많습니다. 상당수 환
자는 코골이 소음을 해결하기 위해서 수면다원검사를 받았다가 수면
무호흡증 진단을 받고 치료를 권유받기도 합니다. 또 불면증, 몽유병,
하지불안증후군을 포함한 여러 가지 수면장애가 의심되어 수면다원검
사를 받았다가 경증 수면무호흡증이 발견되어 치료를 권유받거나 고
려하게 되는 경우가 있습니다.

　　이때, 환자들은 내가 정말 치료를 받아야 하는가 하는 고민을
하게 됩니다. 수면무호흡증의 수술적 치료는 한 번 시행하면 되돌리기
힘듭니다. 수술 과정의 통증과 회복 과정에서 겪는 불편감 그리고 수
술 후 겪게 될지도 모를 후유증 등에 대해서 듣고 알게 되면 특히 고민
이 됩니다.

　　비수술적 치료인 구강 내 장치나 양압기 치료는 시행한 후에라
도 되돌릴 수 있지만, 이 역시 일정한 노력과 비용이 듭니다. 만약 이런
치료가 꼭 필요하지 않다면 어느 누구도 돈과 시간을 들여서 불필요한
치료를 받고 싶지는 않을 것입니다.

　　특히 경증 수면무호흡증 치료 결정을 내릴 때 의사는 수면다원
검사에서 얻어진 호흡 장애지수 외에도 환자가 일상생활에서 느끼는
수면무호흡증의 영향, 즉 임상 증상을 고려하고 환자의 기도 구조와
환자가 치료선호도(수술적 치료를 적극적으로 원하는 사람과 절대 수
술적 치료는 받지 않겠다는 사람 등) 등을 고려합니다. 그리고 최종적

으로 어떤 치료가 환자에게 가장 잘 맞을지를 결정해 추천합니다. 의사마다 그 사람이 가지고 있는 학문적 배경, 치료철학, 임상경험 등이 다르고 그래서 추천하는 치료방식도 다를 수 있습니다. 환자가 느끼기에 자신의 겪고 있는 증상에 비해서 너무 과도한 비용과 시간을 들여서 큰 치료를 권유받은 것 같다면, 수면 질환에 정통한 다른 의사의 진료를 받아 보아야 합니다. 학문적 배경이나 주로 하는 치료가 다른 두 명의 의사에게 이야기를 듣는다면 자신의 증상에 잘 맞는 치료에 대한 정보를 종합적으로 얻기 쉽고 후회 없는 치료 결정을 내릴 가능성이 더 커질 것입니다.

필자는 경증의 수면무호흡증이 있고 환자가 수면무호흡증의 합병증을 겪지 않는 경우라면 양압기 치료는 권하지 않습니다. 이설근 전진술과 설근부 축소술 등 심각한 후유증을 겪을 수 있는 수술도 권하지 않습니다. 경증일 경우에는 코막힘 있는 경우 코 수술이나 비염치료만으로 코골이와 수면무호흡증을 상당 부분 개선할 수 있습니다. 편도가 크고 연구개가 긴 경우에는 편도절제술과 구개수구개인두성형술로 정상화될 수 있으므로 이들 수술을 권합니다. 이런 치료를 해 보고 6개월 이상 경과를 본 후에도 환자의 일상을 방해하는 문제가 지속하면 추가적인 치료를 고려해도 된다고 생각합니다.

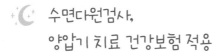

수면다원검사,
양압기 치료 건강보험 적용

이 책의 초판은 2016년 2월에 발행되었습니다. 그로부터 2년 6개월 후(2018년 7월 1일)에 코골이 수면무호흡증 진료와 치료에 필요한 수면다원검사와 양압기 치료가 건강보험 적용을 받게 되었습니다. 이와 같은 제도의 근본적인 변화가 필자가 개정판을 쓰게 된 중요한 이유이기도 합니다.

먼저 수면다원검사에 대해서 말씀드리겠습니다. 수면다원검사는 하룻밤 동안 수면 중 코골이 소음 비율, 수면무호흡, 수면 저호흡 등과 같은 수면 중 호흡 어려움, 하지 움직임, 잠꼬대 등을 여러 가지 센서를 이용해서 종합적으로 측정합니다. 그 내용을 수면 기사, 수면 의학을 전공한 의사가 판독하여 최종적인 결과지를 얻습니다.

수면다원검사는 코골이/수면무호흡증 외에도 불면증, 하지불안증후군, 몽유병, 기면병 등 다양한 수면 질환을 진단하는 데 활용됩니다. 2016년 7월 1일부터 국민건강보험이 적용되는 수면 질환은 수면무호흡증과 기면증입니다. 이 두 질환도 무조건 보험 적용이 되는 것은 아닙니다. 의사가 진찰을 통해서 환자의 다양한 임상 증상을 파악하고 신체검진을 통해서 수면무호흡증 가능성이 크다고 판단할 수 있는 조건을 확인한 경우에, 수면무호흡증 진단을 위한 수면다원검사가 건강보험 적용이 됩니다. 또 심한 졸음을 호소하는 환자가 있으면 그 환자의 졸음 정도가 일정한 기준을 만족하고 임상적으로 기면증 혹은 과다수면증이 강하게 의심될 때 야간수면다원검사가 건강보험 적용이 됩니다. 이 경우 환자는 검사비 중에서 일부인 12만 원 내외를 실제로 부담하게 됩니다. 개인 의료보험이 있는 경우에 본인이 부담한 비용에 대해서도 추가로 청구할 수 있습니다.

수면 질환 중에서 가장 큰 비율을 차지하는 것이 불면증입니다. 그러나 불면증에 대해서는 수면다원검사가 건강보험 적용이 되지 않습니다.

필자는 수면다원검사 건강보험 과정에 여러 가지로 관여하였습니다. 제가 대한수면의학회 보험 이사로 재직하는 동안 비급여 검사인 수면다원검사를 급여로 전환해달라는 요청서를 신경과, 호흡기내과 교수님과 함께 작성하여 건강보험심사평가원에 제출하였습니다. 2009년부터, 보건복지부를 방문하여 보험급여과장과 사무관을 만나서 다른 나라에서는 건강보험이 적용되는 수면다원검사가 우리나라에서는 보험급여가 되지 않아서 꼭 검사를 받아야 할 환자들이 방치되고 있다는 점과 수면무호흡증 수술은 보험급여가 되는데, 그 수술을 받는 데 필요한 수면다원검사는 비보험인 모순을 이야기하고 관심을 촉구하기도 하였습니다. 이후 여러 번의 전문가 회의가 열렸고 그때 저를 포함한 여러 교수님이 참여하여 자료를 제출하고 보험 급여화 필요성을 알렸습니다. 그 과정에서 가장 문제가 되는 것이 '비용'이었습니다. 국민에게 필요하고 좋은 의료행위이지만 국가 건강보험 재정에는 한계가 있으므로 모든 질환에 대해서 건강보험을 적용해줄 수는 없었습니다. 논의 과정에서 수면다원검사가 필수적인 질환으로 수면무호흡증과 기면증(과다수면증)을 선택하여 건강보험급여를 적용하기로 하였습니다. 불면증은 흔한 질환이며 질환의 경중도가 다르므로 일괄해서 건강보험을 적용하면 그 비용이 감당하기 힘들 정도로 커질 것으로 예측하여 제외하였습니다. 그 외 질환에 대해서도 비용 측면을 고려하여 일단 보험 급여화에서 제외하고 추후 논의하기로 하였습니다.

　　양압기 보험 과정도 수면다원검사 보험과 거의 같은 시점에 시작되었고 비슷한 과정을 밟았습니다. 제가 대한수면의학회 보험 이사로 일을 시작하면서 양압기 치료를 보험 급여화하려고 했습니다. 그런데 우리나라 건강보험법상으로 의료기관이 환자에게 현물(양압기)을 직접 제공하는 조항이 없었습니다. 약물과 의료용역(진찰, 시술, 수술 등)만을 제공하게 되어 있습니다. 양압기를 대여해 줄 때 그 비용 역시 건강보험법상으로 적용할 항목이 없었습니다. 그래서 우선 양압기 대여 행위 자체를 신의료기술로 등록해야 했습니다. 제가 신의료기술등록신청서를 작성하여 NECA에 제출하였습니다. 그런데, 검토 후에 같은 의료행위가 있어서 신의료기술로 등록할 수 없다는 답변을 받았습니다. 환자가 입원 중에 호흡곤란이 있을 때 사용하는 '간헐적 호흡 치료'라는 것이 양압기와 동일한 기기를 사용하여 호흡곤란을 해결하는 동일 기술이므로 양압기 치료를 신의료기술로 등재할 수 없다는 것이었습니다. 그런데 간헐적 호흡 치료는 의료기관 내에서만 이루어지는 행위이므로 환자가 양압기를 빌려서 가정집에서 사용하는 경우에는 청구할 수 없는 행위였습니다. 건강보험법이 개정되지 않으면 양압기 치료에 대해서 건강보험을 적용할 수 없는 상황이었습니다. 보건복지부 사무관을 찾아가서 여러 가지 방안에 대해서 논의해보고 방법을 찾으려 했으나 정말 쉽지 않은 상황이었습니다. 포털사이트 네이버

'양압기 사용자 모임' 카페에 공지를 내고, 또 양압기를 사용하는 저희 클리닉 환자분들께 도움을 구해서 '양압기 급여화 필요성에 대한 탄원서'를 받기도 했습니다. 수백 장을 받아서 보건복지부 보험급여과로 보내기도 하였습니다. 그러나 제도적인 한계를 넘기는 힘들었습니다.

그러던 중에 건강보험법 내에 '요양비'라는 항목이 새로 생겼다는 것을 알게 되었습니다. 요양비가 적용되는 경우로 호흡 장애 환자로 가정에서 치료를 받아야 하는 환자들이 '인공호흡기'를 빌려서 집에서 사용하는 경우에 적용받는 제도였습니다. 의료가 발달하고 다양한 만성질환자들이 늘어나면서 가정에서 치료받아야 하는 경우가 생겼고 이에 맞추어 생긴 변화였습니다. '인공호흡기'는 기기, 작동방식, 그리고 관리방법이 양압기와 매우 유사하였습니다. 이에 양압기도 인공호흡기와 같이 '요양비'의 틀로 논의해보자고 제의하게 되었습니다. 그때부터 양압기 요양비 적용에 대한 논의가 급물살을 타게 되었고, 양압기 치료가 필요한 환자를 선별하기 위한 수면다원검사 급여화도 함께 이루어지게 되었습니다. 그 결과 진단을 위한 수면다원검사 급여는 2016년 7월 1일부터, 양압기 요양비는 2016년 8월 1일부터 시작되었습니다.

양압기 요양비 제도에서, 환자는 양압기를 양압기관리업체로부터 임대해서 사용하고 임대료를 내는 구조입니다. 그 비용은 한 달에 8만 9천 원입니다. 이 비용 중 80%를 보험공단에서 지원해줍니다. 즉 환자가 양압기 임대료인 월 8만 9천 원을 양압기관리업체에 지급하고 보험공단이 환자에게 80%에 해당하는 금액을 지급해 줍니다. 결과적으로 환자는 한 달에 1만 7천 원을 부담하게 됩니다.

양압기를 국가가 환자에게 구입해서 직접 제공하는 방법도 있을 수 있습니다. 이에 대해서도 양압기 급여화 과정의 전문가 회의에서 논의하였고 필자도 대한수면의학회 보험이사 겸 정신건강의학과 대표로 모든 회의에 빠짐없이 참석하였습니다. 양압기 치료를 사용하는 모든 환자가 양압기를 지속해서 사용하지는 않습니다. 1~2달 사용하다가 중단하는 사람들도 있습니다. 회의에 참석했던 전문가들도 이런 점을 지적하였습니다. 고가의 양압기를 구매해서 제공하였다가 환자가 1~2달 쓰다가 사용을 중지하면 그만큼 낭비 요인이 발생하게 됩니다. 여러 논의 끝에 인공호흡기 모델과 같이, 양압기를 잘 사용하는 환자들에게는 지속해서 혜택을 주어 양압기를 사용하게 하고 그렇지 못하면 보험급여를 중지하는 방안을 선택하게 되었습니다. 양압기를 처음 임대하게 되면 90일 동안 '순응도 평가 기간'을 가집니다. 이 기간에 제일 잘 사용한 연속된 30일을 뽑아서 하루 4시간 이상 사용한 날이 21일, 즉 70%를 넘게 되면 순응도 평가를 통과한 것이 됩니다. 이후부터는 지속해서 양압기 보험 적용을 받을 수 있도록 하였습니다. 양압기 사용에 꼭 필요한 것이 좋은 마스크입니다. 마스크는 소모품입니다. 일정 기간 사용하면 낡고 탄성이 떨어지고 딱딱해집니다. 머리끈도 늘어지면서 마스크를 제대로 고정해주지 못합니다. 그래서 1년에 한 번 마스크를 구매할 때 최대 18만 원을 지원할 수 있게 되어 있습니다. 만 1년이 되지 않더라도 해가 바뀌면 구매 지원을 받을 수는 있습니다.

수면다원검사와 양압기 급여화 과정에 관해서 설명해 드렸습니다. 모든 수면 질환에 대해서 수면다원검사 보험급여가 되지 않고 본인 부담금도 적지 않습니다. 이처럼 아쉬운 면이 있고 완전하지 않습니다. 또 양압기 임대와 관련하여 다른 의견을 가진 분들이 있습니다. 저는 이 모든 과정에 거의 빠짐없이 참여하였고 저 역시 의견을 내기도 했습니다. 그 당시로는 이것이 최선이었다고 생각합니다. 그리고 국내에 수면 의학을 전공하시는 많은 분이 시간과 노력을 희생하여 좋은 제도를 만드는 데 힘을 보태어주셨고 그 점에 관해서 감사하게 생각합니다.

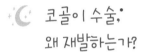

코골이 수술, 왜 재발하는가?

코골이로 인해서 고통을 겪는 사람들에게 치료를 권할 때 흔히 처음에 돌아오는 반응은 '수술해도 재발한다고 하던데'라는 것입니다. 주변 사람들의 경험을 들어보면 수술을 해도 결국 재발하는데 군이 돈과 시간을 들여서, 또 수술하는 동안의 통증과 이후 있을지 모르는 후유증을 감당하면서 수술을 받을 필요가 있을까 하는 것입니다. 이런

• 코골이와 수면무호흡증은 다른 질환 상태이지만 이 책에서는 코골이에는 수면무호흡증도 함께 있을 것으로 간주한다. 그리고 대개 사람들이 코골이 수술이라고 받는 것이 사실은 수면무호흡증 수술이기 때문이다.

점 때문에 무분별하게 수술받는 것은 피해야 합니다. 한번 하고 나면 되돌리기 힘든 수술의 특성을 고려하면 더욱 그렇습니다.

그런데 코골이 수술 후에 재발하는 일은 왜 생길까요? 의학이 이렇게 발전했음에도 '간단한(?) 코골이 수술' 하나 완벽하게 못 할까요? 코골이가 흔하다고 해서 코골이 수술이 간단한 것은 아니기 때문입니다. 코골이 소음은 코, 연구개(부드러운 입천장), 목젖, 혀 뒤, 그 주위 부드러운 조직 등이 모두 관련됩니다. 그래서 어느 특정 부분을 수술로 넓혀주면 그다음으로 좁은 부분이 막히고 떨리면서 코골이 소음을 냅니다. 그리고 혀나 기도와 같이 수술로 제거하거나 넓힐 수 없는 부분도 있습니다. 심지어 턱뼈를 잘라내어 혀를 앞으로 당기는 수술(이설근 전진술)이나 상·하악을 모두 앞으로 당기는 수술(상악-하악 전진술)을 해서 단기간 기도를 확보해서 코골이와 수면무호흡증을 줄여줄 수 있지만, 시간이 지나면서 주위 조직의 당기는 힘에 따라서 수술 효과는 점차 줄어들 수 있습니다. 무엇보다 기도를 구성하는 신체조직의 노화가 진행되면서 조직이 늘어지고 그 결과 수술 직후와 같은 상태를 유지할 수 없는 때도 있습니다.

따라서 수술을 결정하기 전에 기도 구조에 대한 검사와 수면다원검사를 통해서 수술이 도움이 될지, 어느 정도의 수술을 받는 것이 좋을지를 판단하고 수술 혹은 비수술적 치료를 결정해야 합니다.

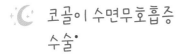

코골이 수면무호흡증 수술*

어떤 치료든 부작용이 있습니다. 수술 역시 원래 있던 조직을 잘라서 없애거나 변형시키는 것입니다. 당연히 부작용이 있습니다. 그리고 대개 수술로 인한 부작용이나 합병증은 원상태로 복구할 수 없습니다. 사람에 따라 특정 수술이 도움이 되는 때도 있습니다. 각 수술 방식과 부작용 등을 간략히 설명합니다.

코 수술

코막힘이 있을 때 코골이와 수면 호흡 장애가 심해집니다. 코막힘에 대한 치료가 수면무호흡증 치료에 도움이 됩니다. 그러나 코막힘에 대한 치료로 수면무호흡증이 개선되는 정도는 크지 않습니다. 코막힘을 만드는 부분은 콧방울 주위의 연골, 비중격, 비갑개입니다. 비중격과 비갑개에 대한 수술이 가장 흔히 이루어집니다. 코 수술을 하면 환자는 주관적으로 코가 뚫린다는 느낌을 받고 주관적으로 만족도가 높습니다. 그리고 양압술 치료를 할 때 더 낮은 압력으로 치료할 수 있고 코막힘으로 인해 양압기 사용에 어려움을 겪는 것이 줄어듭니다. 이 수술은 국민건강보험이 적용되며 다른 코 질환 치료 목적으로도 흔

• S.W. Kim, Y.G. Eun. Surgical therapy for obstructive sleep apnea. J Clinical Otolaryngol. 2005; 16:193–206.

히 시행됩니다.

구개수 구개 인두 성형술

지난 수십 년 동안 가장 흔히 시행되어 온 수면무호흡증 수술입니다. 수술 방법은 조금씩 변형되었습니다. 늘어진 연구개 조직과 인두 주위 조직, 목젖을 잘라내고 구인두 입구 부분을 넓힙니다. 편도 조직이 너무 크게 자리 잡고 있다면 제거합니다.

구개수 구개 인두 성형술이 구인두의 폐쇄를 해결하는 효과는 있지만, 그 아랫부분의 폐쇄를 해결하는 효과는 크지 않습니다. 그래서 성공률은 40% 내외입니다. 게다가 수술한 부분에 협착이 생겨서 코골이가 더 심해지거나 연하곤란과 같은 부작용을 겪을 수 있습니다. 최근에는 이 방식에 약간의 수정을 가해서 이런 합병증을 줄이려고 노력하고 있습니다. 이 수술은 국민건강보험이 적용됩니다.

이설근 전진술

어떤 환자에게는 아래턱과 혀의 크기가 수면무호흡증과 관련이 큽니다. 혀를 앞으로 이동시켜 기도를 확보하려는 시도로 시행하는 수술입니다.

아래턱뼈를 직사각형 모양으로 잘라서 아래턱뼈의 두께만큼 앞으로 잡아당겨서 고정하는 수술입니다. 이 턱뼈에 연결된 근육이 이설근입니다. 이 근육을 앞으로 당기면 혀 근육이 긴장합니다. 그래서 천장을 보고 누웠을 때 혀가 뒤로 늘어지면서 기도를 좁게 만드는 것을 막아줄 수 있습니다. 혀 뒤 공간이 늘어나니까 코골이와 수면무호흡증이 줄어들 것을 기대할 수 있습니다.

이 수술 단독만으로 하는 경우는 없고 구개수 구개 인두 성형술, 설골 고정술 등과 함께 시행합니다. 수술의 효과는 23~77% 정도로 다양합니다.

이설근 전진술은 턱뼈를 자르는 과정에서 뼈를 손상하고 아래턱뼈를 약화합니다. 수술 과정에 치아 아래 뼈가 약해지고 치아 뿌리를 손상할 수 있습니다. 수술 과정에서 감각신경이 손상되기 때문에 아래턱의 감각이 둔해질 수 있습니다. 아래턱뼈가 튀어나온 만큼 외관상 보기도 좋지 않을 수 있습니다.

수술 직후에 심한 통증에 시달리며, 뼈를 잘랐기 때문에 완전히 회복하는 데 시간이 오래 걸립니다. 그리고 뼈가 앞으로 나온 만큼 아래턱뼈가 비어 있습니다. 심한 충격을 받으면 수술 부위가 위험해질 수 있습니다.

이런 수술을 받았음에도 시간이 지나면 혀가 원래 모양과 위치를 유지하려는 경향 때문에 앞으로 잡아 뺀 턱뼈가 서서히 변형되고 후퇴하면서 그 효과가 떨어질 수 있습니다. 그래서 코골이와 수면무호흡증 치료 효과가 장기간 유지되지 않는 경우가 있습니다.

설골 고정술

설골 고정술은 혀뿌리로 인한 수면무호흡증을 줄이는 방법의 하나입니다. 혀와 연결된 구조물인 설골을 전방으로 당겨서 고정하고 혀뿌리가 앞으로 이동하면서 혀 뒤 공간을 확보하려는 시도입니다. 설골을 갑상연골에 붙들어 매는 형태로 진행합니다. 설골 고정술로 혀가 앞으로 이동하는 정도는 크지 않기 때문에 이 수술만 하는 경우가 없고, 다른 수술과 함께 시행하는 경우가 많습니다. 그래서 수술의 효과는 23~65% 정도로 다양합니다. 수술 과정에서 갑상연골 손상과 골절, 수술 후 연하곤란 등의 문제가 생길 수 있습니다.

혀뿌리 축소술

코골이와 수면무호흡증이 있는 환자의 상당수는 혀가 두껍습니다. 혀와 혀 편도(혀에 붙어 있는 림프 조직으로 면역을 담당한다)가 큰 부피를 차지합니다. 그만큼 혀 뒷부분의 기도가 좁아지게 됩니다. 심한 코골이와 수면무호흡증이 있는 경우에는 이 조직을 줄여서 기도를 열어주는 시도를 합니다.

혀의 뒷부분, 그리고 아랫부분에 위치하기 때문에 이를 혀뿌리라고 부를 수 있습니다. 이 부분을 치료기를 이용해서 태워서 줄일 수 있습니다. 축소하고자 하는 혀 부위에 고주파 전극을 넣고 평균 5회 이상 반복적으로 에너지를 주어서 조직을 태워서 줄여나갑니다. 한 연구에서는 MRI 영상 기준으로 평균 17% 정도의 혀 조직을 태워서 줄였고 수면무호흡증 지수가 39.6에서 17.8로 감소하였다고 합니다. 수술 후 수 주일 동안 통증과 연하곤란이 있었고 이후 호전되었다고 합니다. 혀뿌리 축소술은 수면무호흡증 치료에 효과는 있지만, 단독으로 충분한 치료 효과를 보기는 힘들고 다른 시술과 함께 사용되는 것이 일반적입니다.

상악-하악 전진술

상악과 얼굴 골격의 이상은 수면무호흡증의 중요한 원인 중 하나입니다. 아래턱과 위턱의 크기가 작아서 기도가 좁아져 있는 경우 야간 수면 중, 기도폐쇄를 일으키기 때문입니다.

위턱과 아래턱을 앞으로 전진시키면 기도가 넓어집니다. 수술 과정에서 위턱과 아래턱뼈를 잘라서 앞으로 1~1.2cm 정도 이동시킵니다. 이 과정에서 치아의 교합도 유지해야 하며 얼굴의 미관상 측면도 고려해야 합니다. 아래턱이 돌출되는 형태가 될 수 있습니다.

이 수술은 가장 효과적인 수면무호흡증 수술입니다. 성공률은 75~100%에 달하며 장기간 추적 관찰한 경우에도 성공률이 90%에 달합니다. 상당히 큰 수술이며 부정교합과 수술 과정에서 생긴 신경 손상으로 감각마비 등이 생길 수 있습니다.

기관절개술

기관절개술은 수면무호흡증에서 기도폐쇄가 일어나는 부분보다 아랫부분의 기관에 구멍을 내어 그 구멍을 통해서 호흡하도록 하는 방식입니다. 제일 처음 시도된 수면무호흡증 수술치료입니다. 효과는 매우 좋지만, 목 전면에 구멍이 있어서 미관상 좋지 않습니다. 낮에 활동할 때는 마개로 막고 있고 잘 때만 마개를 열어서 수면무호흡을 방지합니다. 구멍으로 물이 들어가면 치명적이기 때문에 수영할 수는 없습니다.

현재는 수면무호흡증의 일반적인 치료로 사용되지는 않습니다. 심한 비만이 있거나 안면기형이 있으면 수술 전처치로 사용됩니다. 그런데도 심한 비만과 심한 안면기형이 있어서 수면무호흡증이 심한 환자에게 다른 수술적, 비수술적 치료가 실패한 경우에 장기 치료로 고려할 수 있습니다.

Chapter

5

자세 치료,
코골이 베개,
구강 내 장치,
체중 감량

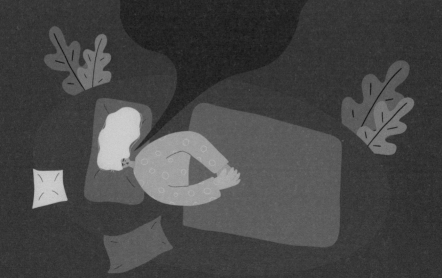

🌙 자세 치료, 옆으로 누워서 자면 된다?
생각같이 잘 안 된다

코골이와 관련해서 즉각적으로 도움이 되는 방법의 하나가 옆으로 누워서 자는 것입니다. 누구나 친구, 직장 동료, 친척과 함께 잠을 자다가 그 사람의 코골이 소음으로 잠을 설친 적이 있을 것입니다. 코골이 소리로 다른 사람의 잠을 깨운 채 자신은 깊게 잘 자는 사람을 보면 약이 오르기도 할 것입니다. 어떤 사람은 '코 고는 사람의 코를 비틀어 주고 싶은 충동을 느꼈다'라는 말을 하기도 했습니다. 이런 극단적인 방법 대신 그 사람을 옆으로 돌려 눕히게 됩니다. 옆으로 눕히면 코골이가 줄어든다는 것을 경험으로 알고 있는 사람들이 많습니다. 옆으로 돌아누우면 혀가 목구멍을 덜 막습니다. 그래서 기도가 좁아져서 생기는 코골이가 조금은 줄어듭니다. 코골이가 너무 심하면 옆으로 눕혀도 별 도움이 되지 않는 경우도 있습니다.

옆으로 누워서 자면 코골이 소리를 줄이는 데는 도움이 되지만, 잠을 자는 사람은 불편합니다. 옆으로 누우면 체중을 신체 옆면으로 지탱해야 합니다. 옆으로 누워서 잔 지 얼마 지나지 않아 어깨가 아프고 옆구리 결림도 느낍니다. 그래서 바로 눕습니다. 그때부터 코골이는 다시 심해집니다.

바로 눕지 못하고 옆으로 눕게 하려고 '자세 치료'라는 것을 합니다. 잠옷 등판 쪽에 테니스공을 넣은 양말을 꿰매어 매답니다. 바로 누워서 자면 테니스공이 등을 눌러서 바로 누워서 자기 힘듭니다. 수면 의학 교과서에 나오는 치료법 중 하나입니다. 그러나 어떤 사람은 테니스공을 깔고 누워서도 잘 잡니다(이럴 때는 골프공으로 바꾸어야 할 수도 있습니다). 그리고 며칠 지나다 보면 공을 매단 부분이 옆으로 밀려서 옆구리에 가 있기도 합니다.

심하지 않은 코골이에 써 볼 수는 있는 방법입니다. 그러나 수면무호흡이 동반된 심한 코골이와 수면무호흡증에서는 그 효과가 미미합니다.

🌙 베개만 바꾸면 된다?

가끔 신문에서 코골이 베개에 대한 광고를 봅니다. 나름대로 목을 적당한 각도로 굽도록 만들어서 코골이를 방지하는 효과를 낸다고 광고합니다. 고개를 뒤로 젖혀서 자게 만들어서 기도를 열고 코골이를 막는다는 원리로 제작된 베개에 대한 실험 결과를 본 적이 있습니다. 그런데 결과를 보면 일반 베개와 코골이 방지 베개 사이에 차이가 거의 없습니다. 코골이와 수면무호흡증은 기도 여러 부분이 좁아지고,

조직이 처지면서 생기는 것이기 때문에 고개를 조금 뒤로 젖히는 것만으로 해결되지 않습니다. 고개를 젖혀서 코골이가 줄어드는지 확인해 보기 위해서 굳이 베개를 살 필요는 없습니다. 수건 두 개를 말아서 목 뒤에 받치고 자 보세요. 그때 코골이가 줄어든다면 적어도 당신은 목을 뒤로 젖혀서 코골이를 해결할 수 있는 사람입니다.

🌙 구강 내 장치, 어떤 사람에게는 도움이 된다

바로 누울 때 혀가 기도를 막아서 코골이가 나타나고 수면무호흡증이 심해집니다. 이때 혀를 앞으로 당겨서 잡아주어 기도를 확보해 주는 방법이 구강 내 장치입니다. 아래위 치아에 틀니와 비슷한 것을 각각 착용합니다. 그리고 이 장치를 이용해서 아래턱을 원래 위치보다 앞으로 당깁니다. 아래턱에 혀가 연결되어 있으므로 이 장치를 착용하면 혀가 앞으로 이동하면서 혀 뒤에 공간이 생깁니다. 공간이 늘어나는 만큼 코골이와 수면무호흡증이 좋아집니다. 잘 때마다 장치를 착용해야 합니다. 구강 내 장치의 치료 효과는 아래턱을 앞으로 당기는 정도에 비례합니다. 장치를 앞으로 많이 당기면 턱관절에 무리가 갈 수 있습니다. 그래서 턱관절에 문제가 있는 사람에게는 권하지 않습니다. 만 20세까지는 얼굴뼈와 턱관절이 성장하고 있으므로 시술해서는 안 됩니다. 수면무호흡증이 중간 정도이고 수술과 양압기 치료를 원하지 않는 사람에게 시도해 볼 수 있습니다.

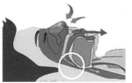
착용 전(기도폐쇄)

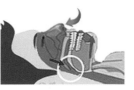
착용(기도열림)

그림 9 구강 내 장치의 작동방식

일체형 구강 내 장치와 조절형 구강 내 장치

구강 내 장치는 아래턱을 앞으로 이동시킬 수 있는 정도를 조절할 수 있는 형태와 조절할 수 없는 형태로 나뉩니다. 아래턱을 앞으로 내밀어 치료 효과를 볼 수 있는 위치를 정한 후에 장치를 제작합니다. 이때는 윗니와 아랫니에 착용하는 틀이 서로 맞붙어 하나로 되어 있습니다. 그래서 일체형이라고 합니다. 일체형은 제작이 쉽고 비용이 저렴한 장점이 있는 반면에, 그 상태로 치료 효과가 없는 경우에는 장치를 새로 만들어야 하므로 비용이 더 들어갈 수 있습니다. 또 체중이 늘거나 몸 상태가 바뀌면서 코골이와 수면무호흡증이 심해지면 추가로 아래턱을 전방으로 이동시켜야 하는데 이를 위해서도 장치를 새로 만들어야 합니다. 일체형 구강 내 장치를 착용한 상태에서는 아래턱을 조금도 움직일 수 없으므로 답답함을 느낄 수 있습니다. 착용감이 떨어지는 단점이 있습니다.

이런 단점을 보완하기 위해서 윗니와 아랫니에 착용하는 장치가 분리되어 있고 아래턱을 전방으로 내미는 정도를 조절할 수 있게 된 조절형 구강 내 장치가 개발되어 있습니다. 치료 효과를 위해서 필요한 만큼 아래턱을 내미는 정도를 여러 가지 방식으로 조절할 수 있습니다. 치료 효과가 극대화되는 위치만큼 조금씩 아래턱을 앞으로 내밀 수 있습니다. 체중 증가, 신체상태 변화로 추가 조정이 필요할 때도 장치를 새로 제작할 필요 없이 간단하게 치료 정도를 조정할 수 있습니다. 또 아래턱을 어느 정도 움직일 수 있으므로 착용감도 좋습니다.

☾ 체중만 줄이면 해결된다고요?
: 체중 감량의 효과와 한계

코골이와 수면무호흡증의 원인 중 하나가 비만입니다. 체중이 늘면 우리 몸 여러 조직에 지방이 쌓입니다. 목 주위, 즉 숨을 쉴 때 공기가 지나가는 조직에도 지방이 쌓입니다. 기도는 신체조직으로 된 관인데 기도 점막 아래에 지방이 쌓이면서, 기도 점막이 관 안으로 밀고 들어가는 형태가 되면서 관을 더 좁게 만듭니다. 기도가 좁아지면서 기도 조직이 떨리면서 코골이 소음이 생기고, 서로 들러붙어서 막히면 수면무호흡이 됩니다.

그래서 체중을 줄이면 코골이와 수면무호흡증이 개선됩니다. 체중이 늘면서 코골이가 심해지고 수면무호흡증이 나타나기 시작했다면 우선 살을 빼야 합니다. 그런데 체중을 줄이기가 쉽지 않습니다. 체중이 늘어난 데는 복합적인 이유가 있습니다. 적게 먹고 운동해야 하는데 모든 사람이 그렇게 할 수는 없습니다.

또, 수면무호흡증 자체가 체중을 늘립니다. 수면무호흡증으로 수면 중에 혈중산소농도가 떨어지고 수면무호흡증 때문에 자주 깨면서 수면 부족이 심해집니다. 그 결과 우리 몸의 호르몬 계통에 혼란이 옵니다. 체중을 늘리는 작용을 하는 그렐린과 같은 호르몬 분비가 늘어납니다. 물만 먹어도 살찌는 일이 벌어집니다. 또 수면무호흡증으로 충분한 수면과 휴식을 취하지 못하면 낮 동안 무기력감에 시달립니다. 운동은 고사하고 신체 활동마저도 줄어듭니다. 그만큼 체중이 줄어들기 힘듭니다. 한편, 비만한 사람에서 양압기 치료를 하면 낮 동안 피로감이 줄어들면서 활동량이 늘어납니다. 비정상적인 호르몬 균형도 교정이 됩니다. 그래서 양압기를 사용하면서 체중을 감량하는 것이 가장 효과적인 전략입니다.

마른 체형임에도 코골이와 수면무호흡증이 심한 사람들이 있습니다. 아래턱이 작고 뒤로 밀려 있는 경우입니다. 구조적인 이유로 혀 뒤 공간이 좁습니다. 정상 체중이거나 저체중인 사람도 있습니다. 이런 경우에는 뺄 살이 없습니다. 그리고 살을 더 뺀다고 해서 코골이가 좋아질 까닭이 없습니다.

노인의 경우에는 체중 증가와 무관하게 수면무호흡증이 있는 경우가 많습니다. 나이가 들면서 기도 주위 조직의 탄성이 떨어집니다. 목젖과 연구개가 늘어집니다. 기도를 구성하는 결합조직의 힘이 약해집니다. 그래서 수면 중, 숨을 들이쉴 때 기도 조직이 빨려 들어가면서 기도를 막게 됩니다. 노인에게는 코골이는 거의 없으면서 수면무호흡이 심한 경우가 많은 이유도 바로 이 때문입니다.

Chapter

6

양압술
치료

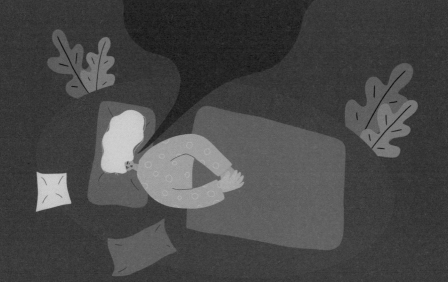

양압술 치료, 이런 사람에게 잘 맞는다

노인

노인에게서는 수면무호흡증이 흔합니다. 나이가 들면 신체조직이 노화되면서 탄성이 떨어집니다. 숨길을 일정한 크기와 모양으로 벌려주는 결합조직이 약해집니다. 그 결과 숨을 들이쉴 때의 압력을 버티지 못하고 기도가 찌그러지면서 막히게 됩니다. 노인에게서 코골이 소음은 크지 않으면서 숨이 막히는 무호흡증이 심한 이유도 이 때문입니다. 기도 조직에 탄성이 있어서 들숨에 빨려 들어가지 않고 버티는 과정에서 생기는 진동음이 코골이인데, 버티지 못하니까 코골이가 없습니다. 잠이 들고 얼마 지나지 않아 바로 숨이 막히게 됩니다.

노인 수면무호흡증의 원인이 결합조직 탄성 약화가 원인이므로 수술로 어떤 조직을 제거해서 기도를 넓히는 치료의 효과는 제한적이거나 효과가 없습니다. 그래서 양압기를 이용해서 일정한 압력의 공기를 불어 넣어 기도를 확보하는 것이 가장 효과적입니다.

노인은 수술적 치료를 받은 후에 회복이 느리고 회복된 후에도 합병증이 나타나기 쉽고 약한 결합조직이 늘어지면서 재발하기 쉽습니다. 60대 초반 남성이 중간 정도 수면무호흡증으로 진단을 받았습니다. 환자의 연령과 증상, 기도 구조 등을 고려해서 양압기 치료를 권했습니다. 환자는 한 번에 끝나는 수술적 치료를 고집하여 어쩔 수 없이 수술적 치료를 받게 되었습니다. 젊은 사람의 경우 1, 2주 정도면 수술 부위가 아물고 통증이 없어집니다. 그래서 이후에는 식사하는 데 어려움이 없습니다. 그런데 이분은 노인이라서 수술한 부위가 아무는 데 4주 이상 걸렸습니다. 그동안 통증 때문에 음식을 제대로 드시지 못했고 체중이 5kg 가까이 빠졌습니다. 수술 후에 코골이는 줄어들었지만, 건강을 많이 해쳤습니다. 그런데 더 문제는 6개월쯤 후에 원래 체중을 회복하고 난 후에 다시 코골이와 수면무호흡증이 나타난 것입니다. 결국, 양압기 치료를 하게 되었습니다. 환자 자신의 고집 때문에 불필요한 수술을 받고, 통증으로 고통받고 양압기 치료 시기만 더 늦어졌습니다.

이런 점을 보더라도 노인에게는 양압기 치료가 수술적 치료보다 효과적입니다.

"양압기 치료가 노인에게 효과적이다"

성인의 20% 정도가 수면 중 호흡곤란을 겪습니다. 노인 중에서 상당수가 수면무호흡증을 겪고 있고 낮 동안 졸음을 느낍니다. 그런데 이런 졸음을 나이가 들어서 생기는 거로 생각하고 특별한 조치를 하지 않습니다.

65세 이상 노인 278명을 대상으로 양압기 치료를 시행한 후 반응을 평가한 연구를 보면, 양압기 사용 후에 낮 동안 졸음이 줄어들었다고 보고합니다. 그리고 낮 동안 뇌 기능도 향상된 것으로 나왔습니다. 수면무호흡이 있을 때 뇌의 산소 농도도 떨어지는데 산소 농도가 떨어지면 뇌의 회색질에 변화를 일으키고 이 변화가 뇌 기능을 더 심하게 떨어뜨립니다. 양압기를 사용하면 산소 농도 저하로 인한 뇌 기능 저하를 막을 수 있습니다.

출처: Lancet Respiratory Medicine

수술에 실패한 사람

국외에서 양압기 치료를 수면무호흡증이 있을 때 수술을 먼저하지 않고 양압기를 우선으로 권하는 것은 수술이 효과가 없거나 제한적이기 때문입니다. 수술해도 코골이와 수면무호흡증이 해결되지 않고 결국은 양압기를 써야 합니다. 그렇다면 굳이 환자에게 고통을 주고 신체에 되돌릴 수 없는 손상을 주는 수술을 권할 이유가 없습니다.

수술했는데도 실패했고 여전히 수면무호흡증이 심하다면 환자를 그대로 방치할 수는 없습니다. 수면무호흡증이 심한 사람이라면 더욱 그렇습니다. 그래서 가장 효과적인 양압기 치료를 시행해야 합니다. 양압기 치료는 수술 후 재발한 사람의 수면무호흡증을 가장 빨리, 효과적으로 치료할 수 있습니다. 다만, 수술하면서 연구개(부드러운 입천장)와 목젖 부분을 너무 많이 잘라낸 경우에는 그 부분으로 바람이 새서 입으로 들어가기 때문에 양압기 적응이 힘들 수 있습니다. 그래서 수술보다 양압기를 먼저 해 보고 도저히 양압기에 적응이 되지 않으면 최후의 수단으로 수술을 고려해 보아야 합니다.

수술이 싫은 사람

수술받는 것이 좋을까요? 수술의 결과는 누구도 예측할 수 없습니다. 설령 그 사람의 기도 구조가 수술하기 아주 좋고, 수면무호흡증이 심하지 않아서 수술해 볼 만한 경우에도 막상 수술했을 때 생각하지도 못한 부작용이 생길 수 있습니다. 같은 병원, 같은 의사에게 수술을 받아도 결과는 천차만별입니다. 의료행위의 결과는 예측할 수 없습니다. 수술을 결정할 때는 수술을 받고 아주 잘 되는 경우만 생각합니다. 부작용으로 고생하고 수술 후에도 결과가 안 좋을 수 있다는 것을 안다면 쉽게 수술을 결정할 수 없을 것입니다.

실제로 수술이 싫어서 양압기를 선택하는 사람들이 있습니다. 그런 분들과 이야기를 해 보면 주위에 다른 수술을 받고 좋지 않은 결과 때문에 고생하는 사람들을 본 적이 있다고 합니다. 수술의 부작용이 드물고 잘 일어나지 않지만 나한테 발생하면 그건 100%입니다. 그런 위험을 지고 싶지 않고 수술 후 합병증이 생기면 그걸 평생 가지고 가야 한다고 생각하면 더욱 수술을 선택하지 않을 것입니다.

수술의 통증 자체가 싫다고 이야기하는 사람도 있습니다. '무통수술'이라는 말로 수술을 권유하는 병원이 있습니다. 멀쩡한 조직을 잘랐는데 아무런 통증이 없을까요? 극심한 통증을 호소하는 사람도 있습니다. 주사로 혹은 먹는 약으로 진통제의 도움을 받을 수 있습니다. 그런 뜻에서 '무통'이라고 할지 모르지만, 약으로 모든 통증을 조절할 수 없습니다. 약이 떨어지면 다시 통증에 시달립니다. 그리고 제법 아물고 난 후에도 수술한 자리에 표현하기 힘든 불편감을 겪는 사람들이 있습니다. 겉으로 멀쩡하므로 누구도 그 사정을 알아주지 않습니다.

수술하고 나서 변형된 내 몸이 싫다는 사람도 있습니다. 우리 신체 각 부분은 나름의 기능이 있습니다. 그런 조직을 자르고 변형시키면 그 기능에도 변화가 옵니다. 그 전의 나와 다른 상태가 되는 것입니다. 취미로 성악을 하는 분이 환자로 오신 적이 있었는데, 그분은 자신의 취미에 위협이 될 수 있는 시술은 절대 받지 않겠다고 했습니다. 수술이 어떤 결과를 가져올지 모른다는 점을 인지하고 있는 것입니다.

심장병, 뇌졸중 등 이미 합병증이 있는 사람

수면무호흡증을 치료하는 가장 주된 이유는 목숨을 구하기 위함입니다. 수면무호흡이 있을 때마다 우리 몸의 교감신경이 흥분합니다. 교감신경이 흥분되면서 분비된 스트레스 호르몬이 심장을 자극해서 쉬지 못하게 합니다. 혈압을 높입니다. 높은 혈압을 이기면서 심장은 뛰어야 합니다. 심장 손상이 가속화됩니다. 혈압이 높아지면 뇌혈관에도 반복적으로 압력이 가해집니다. 혈관벽이 손상되고 아물면서 혈관 내부가 조금씩 좁아집니다. 이것이 더 진행되어 뇌혈관을 막을 수 있고 혈관 벽에서 떨어진 부스러기가 아주 작은 혈관을 막을 수 있습니다. 이것이 뇌경색입니다. 높은 압력으로 혈관이 터지면 뇌출혈입니다.

이렇듯 수면무호흡증은 심장병과 뇌혈관질환을 아주 잘 유발합니다. 이미 심장병과 뇌혈관질환이 있는 사람에게 수면무호흡증이 방치된다면 심장과 뇌에 있는 시한폭탄이 터질지 모릅니다. 한시라도 빨리 수면무호흡증을 완벽하게 해결해야 합니다. 여기에 가장 적합한 치료가 양압기 치료입니다. 양압기 치료는 압력 처방검사를 마치면 바로 그날부터 사용할 수 있고 수면무호흡증을 거의 완벽하게 조절합니다. 수술 일정을 잡고 수술 전 마취를 위한 혈액검사를 하고 그 결과를 본 후에 수술을 받으려면 상당한 시일이 걸립니다. 심장병과 뇌졸중을 겪은 사람에게는 한시라도 빠른 치료를 해야 하므로 그렇게 시간을 보내고 있을 수 없습니다. 또 수술하더라도 여전히 수면무호흡증이 남아 있을 수 있습니다. 심장과 뇌에 합병증이 이미 와 있는 사람에게는 조금의 수면무호흡증도 남아 있으면 안 됩니다. 결국은 양압기를 해야 합니다. 그러므로 처음부터 양압기를 선택해야 합니다.

졸음이 심한 사람

수면무호흡증의 합병증 중에 본인이 느낄 수 있는 것이 졸음과 피로감입니다. 졸음으로 생활이 힘들어서 수면무호흡증을 치료하러 왔다는 분들을 검사해 보면 상당히 심한 수면무호흡증을 보이는 경우가 많습니다. 그리고 수면무호흡증이 오랫동안 지속해 온 경우입니다. 졸음이 심한 사람은 심장이나 뇌혈관에 다른 합병증이 진행되고 있을 가능성도 큽니다. 그러므로 가장 효과적인 방법으로 빨리 치료해주어야 합니다.

수면무호흡증이 조금이라도 남아 있으면, 잠을 잘 때 호흡곤란으로 어려움을 겪게 되고 잠을 얕게 자게 됩니다. 결국, 수술로 수면무호흡증을 불완전하게 치료하고 나면 여전히 졸음에 시달립니다. 결국,

졸음을 해결하기 위해서 다시 양압기를 찾아야 합니다. 처음부터 양압기를 하는 것이 좋습니다.

현명한 사람

돌을 깎아서 사람 얼굴을 만든다고 합시다. 현명한 조각가라면 코는 조금 크게 만들어서 조금씩 다듬어 갈 것입니다. 그리고 눈을 조금 작게 만들어서 키워나갈 것입니다. 처음에 아무 계획 없이 코를 작게 만들어 놓으면 이후에는 더 손을 쓸 수 없게 됩니다. 한 번 하고 나면 돌이킬 수 없기 때문입니다. 코골이 수면무호흡증에 대해 수술로 치료할 수 있습니다. 그러나 수술은 한 번 받고 나면 돌이킬 수 없습니다. 그 효과도 불분명합니다. 한편, 양압기 치료는 시험 삼아 해 볼 수 있습니다. 시도해보고 마음에 들지 않으면 이후에 수술을 생각해도 됩니다. 이것이 사리에 더 맞습니다. '나는 뭐든지 한 번에 끝내는 것이 좋아'라고 호기롭게 수술을 결정하는 사람이 현명하다고 볼 수는 없습니다.

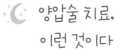

양압술 치료, 이런 것이다

양압기 치료 이렇게 한다

1. 수면 중 무호흡은 기도 음압에서 생긴다

양압술 치료는 양압기에서 나오는 일정한 압력의 공기를 이용하여 수면 중 호흡곤란을 치료하는 방법입니다. 먼저, 수면무호흡이란

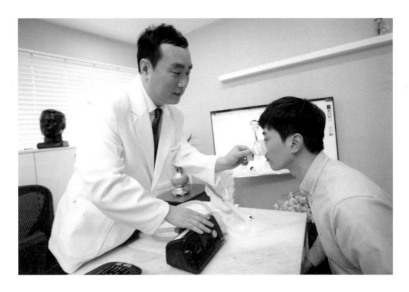

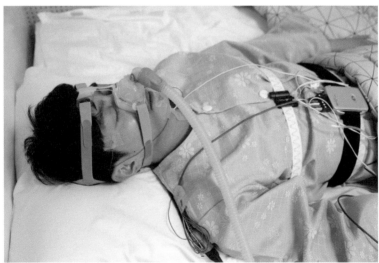

그림 10 양압기 마스크 쓰기, 양압기 압력 처방검사 장면

113

어떤 상태인지 알아봅시다. 사람이 숨을 쉴 때 특히 들이쉴 때는 갈비뼈로 둘러싸인 흉곽이라는 부분이 팽창하고 횡격막이 아래로 내려가면서 가슴속에 음압, 즉 마이너스 압력이 생기게 됩니다. 이 마이너스 압력 상태는 기도에도 똑같이 생기게 됩니다. 그래서 외부 공기가 코와 입으로 연결된 기도를 통해서 빨려 들어오는 것입니다. 그런데, 어떤 사람은 기도의 특정 부분(대개는 혀 뒤, 연구개 주위 그리고 그 외 부드러운 조직)이 좁아져 있고 숨을 들이쉬기 위해서 만들어 놓은 음압에 의해서 그 부분이 들러붙게 됩니다. 숨을 들이쉬려고 노력하면 할수록 그 부분에 음압이 더 심해지고 더 들러붙게 됩니다. 공기의 흐름이 멈추게 됩니다. 이런 상태가 10초 이상 지속되면 수면무호흡이라고 판정합니다. 이 상태로 오래 있게 되면 우리 몸의 산소 농도가 떨어지면서 뇌가 깨게 되고, 뇌가 기도 주위의 느슨한 조직, 즉 숨길을 막고 있는 조직에 힘이 들어가도록 해서, 막힌 부분이 벌어져서 숨을 다시 쉬게 됩니다. 이런 일이 일어날 때마다 뇌가 깨야 하므로 잠이 방해받고 혈압이 올라가고 심장과 뇌혈관에 무리가 갑니다.

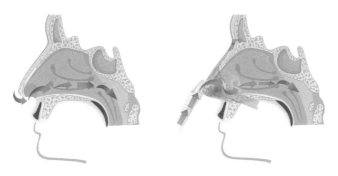

그림 11 숨 막히는 장면과 양압기가 음압을 해결하는 장면

2. 양압기는 이런 음압을 해결한다

기도에 음압이 생겨서 주변 조직이 들러붙어 있는 상태가 무호흡 상태입니다. 그렇다면 여기에 양압, 즉 플러스 압력으로 주어서 음압 상태를 중화시켜 주면 됩니다. 양압기가 바로 이런 역할을 합니다. 양압기 본체 속에는 압력 발생장치가 들어 있습니다. 이 장치가 일정한 압력의 공기를 만들어 냅니다. 양압기에서 바람이 불어 나오는 것입니다. 그런데 항상 일정한 압력이 나오는 것은 아닙니다. 양압기는 1980년대에 발명된 이후 30여 년간 발전을 거듭해 왔습니다. 양압기는 사용하는 사람의 호흡을 읽고 들이쉬는 숨과 내쉬는 숨에 따라 압력을 미세하게 바꾸면서, 무호흡 상태를 해결합니다. 양압기는 최대 20cm H2O의 압력(20cm 높이의 물기둥을 받칠 수 있는 압력)을 낼 수 있습니다. 그런데 이 압력도 사람의 정상 호흡을 방해하거나 차단할 정도로 강하지 않습니다. 1기압은 수은 기둥 76cm를 받치는 압력이라는 걸 고려하면 이해할 수 있을 것입니다. 양압기 기능 중에는 사람이 잠드는 데 걸리는 시간을 고려하여 처음에는 낮은 압력을 내고 서서히 압력을 높이는 '램프'라는 기능도 있습니다. 처음에는 낮은 압력으로 시작하고, 사용자가 잠이 들어서 호흡곤란이 본격적으로 나타나면 설정된 적정압력을 만들어내기 때문에 사용자가 잠드는 과정을 방해하지 않습니다.

양압기 치료 효과, 이렇게 크고 즉각적이다

상기도 양압술(CPAP)은 수면무호흡을 해소해 혈중산소포화도와 수면 구조를 정상화하며 심부정맥도 없애 줍니다.

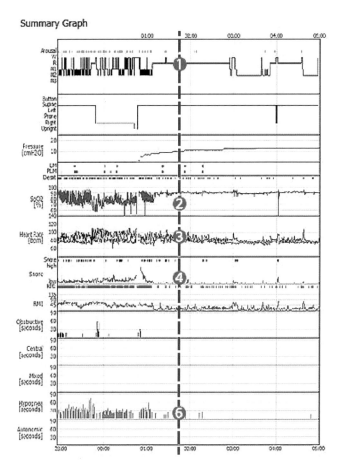

Summary Graph

그림 12 양압기 사용 전후 비교. 그림에서 푸른색 점선 왼쪽이 양압기 사용 전, 오른쪽이 양압기 사용 후이다. 1번은 양압기 사용 후에 수면 중에 깨는 것이 줄어든 것을 보여준다. 2번은 양압기 사용 후 혈중산소농도가 정상화된 것을 보여주며, 3번은 심장박동수가 안정된 것을 보여준다. 4번은 양압기 사용으로 코골이가 없어진 것을 보여주고, 5번은 수면무호흡이, 6번은 수면 저호흡이 양압기 사용으로 완전히 없어진 것을 보여준다.

위 그림을 보시면 상기도 양압술 시행 전과 시행 후를 비교해 볼 수 있습니다. 사용 전에는 수면무호흡이 심하게 나타나는 것을 볼 수 있고 사용 후에는 완전히 없어진 것을 볼 수 있습니다. 사용 전에는 무호흡과 함께 혈중산소포화도(SpO2)가 80% 이하로 떨어지는 것을 볼 수 있으나, 사용 후에는 혈중산소포화도가 거의 100%에 가깝게 유지되는 것을 볼 수 있습니다. 맨 위의 수면도를 보면 사용 전에는 수면 무호흡으로 인한 수면 분절(잠에서 자주 깨며 잠이 조각나 있는 것)이 심하고, 사용 후에는 수면 분절이 완전히 해결된 것을 볼 수 있습니다. 이처럼 상기도 양압술은 무호흡을 해소하여 수면무호흡으로 인한 다양한 건강 위험을 치료합니다. 그리고 그 효과는 즉각적입니다. 양압기를 사용하는 바로 그 순간부터 양압기 치료 효과가 나타납니다.

양압기는 이렇게 구성되어 있다

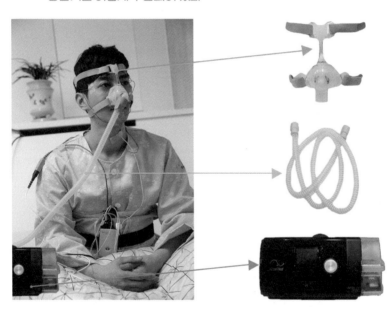

그림 13 양압기 구성과 연결 모양: 양압기에 있는 필터를 통해서 공기가 들어오고, 양압기 본체에 있는 모터가 일정한 압력을 만들며, 튜브와 마스크를 거쳐서 일정한 압력이 코를 통해서 기도로 전달된다.

양압기는 압력을 만들어내는 부분을 담고 있는 본체, 그 압력을 마스크까지 전달하는 튜브, 그리고 사람의 코 혹은 입에 씌우는 마스크로 구성됩니다. 그림을 보시면 이해가 빠릅니다.

1. 양압기 본체

양압기 크기는 다양합니다. 점점 소형화, 경량화되는 추세입니다. 한 손으로 들 수 있을 정도로 가볍습니다. 본체에는 양압기를 조절하기 위한 버튼, 디스플레이 패널 등이 있습니다. 이를 통해 양압기의 설정을 조절할 수 있습니다.

2. 양압기 가습기 사진. 가습 원리

양압기에는 착탈식으로 가습장치가 있습니다. 가습기 없이 사용하는 때도 있습니다. 가습하는 것이 더 낫습니다. 가습기가 왜 필요할까요? 필터를 통해서 빨아들인 공기에 충분한 습기가 없으면 코를 건조하게 할 수 있고 그 결과 기도가 더 잘 막힐 수 있기 때문입니다. 양압기 본체의 모터가 만들어낸 일정한 압력을 가진 공기는 가습장치를 통과하게 됩니다. 가습장치는 전기로 일정한 열을 가하여 물을 데우고

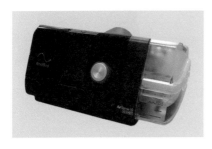

그림 14 가습 물통이 연결된 양압기

있고, 공기가 통과하면서 습기를 품어서 일정한 습도를 지니게 됩니다.

3. 튜브

가습기를 통과하면서 습기를 품게 된 공기가 튜브를 통해서 이동하는데 그 길이가 50cm에서 길게는 1m 정도 됩니다. 만약 튜브가 차갑다면 가습 된 공기가 식으면서 튜브에 물방울이 맺히게 됩니다. 물방울은 튜브를 통해서 이동하는 공기에 저항으로 작용하게 되어 원래 의도된 압력을 전달하지 못하게 할 수 있습니다. 그래서 겨울철이나 실내 온도가 낮을 때에는 튜브를 보온해주는 것이 좋습니다. 쉽게 하는 방법으로는 천으로 튜브를 감싸주는 것입니다. 최근에는 튜브에 열선이 들어 있어서 튜브 자체도 가열되어 공기가 식어서 수증기가 응결되는 것을 막아주는 모델도 있습니다.

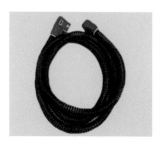

그림 15 열선 튜브 - 가열 열선이 들어 있어서 실내 공기가 찬 경우에도, 열선에서 가온이 되므로 가열 가습된 공기가 통과할 때 응결이 일어나지 않는다. 응결이 일어나면 저항이 크지만, 양압기 압력 전달이 제대로 되지 않는다. 가격이 비싸다.

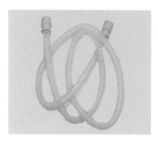

그림 16 일반 튜브 - 열선이 없고 가격이 저렴하다.

4. 마스크

양압기가 만들어낸, 습기를 품은 공기를 기도로 전달해주는 마지막 단계를 마스크가 맡습니다. 마스크는 기계와 사람의 접점입니다. 그래서 중요합니다. 대개 코를 덮거나 콧구멍에 밀착시켜서 코를 통해서 공기를 불어 넣는 마스크를 사용하게 됩니다. 이런 마스크를 네이잘 마스크(Nasal Mask)라고 합니다. 형태에 따라서 필로우 마스크도 있습니다(아래 그림 참고).

네이잘 마스크의 경우 얼굴 접촉면이 넓고 얼굴에 자국을 만들 수 있습니다. 그래서 콧구멍에만 끼워서 사용할 수 있는 필로우 마스크가 개발되어 사용됩니다. 압력이 높지 않으면 효과적으로 사용할 수 있고 잠을 잘 때 움직임이 적은 사람들에게 더 잘 맞습니다.

한편, 입을 벌리고 자는 사람의 경우 코로 불어 넣은 공기가 바로 입으로 빠져나가 버리는 일이 생깁니다. 이렇게 되면 양압술 치료의 효율이 떨어집니다. 이 경우 코와 입을 모두 덮는 비강-구강 마스크를 사용하기도 합니다.

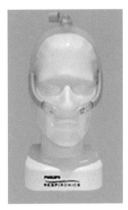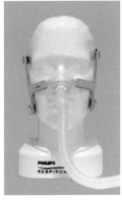

그림 17 필로우 마스크(좌)와
네이잘 마스크(우)

양압술 치료 마스크의 특징 중 하나는 마스크에 작은 구멍이 뚫려 있다는 것입니다. 이 구멍을 통해서 호흡 중에 만들어진 이산화탄소가 배출됩니다. 만약 이 구멍이 없다면 환자는 자신이 내뱉은 공기를 다시 들이쉬게 됩니다. 이 구멍을 통해서 바람이 새는 방식과 정도는 양압기 설계 시점에서 미리 의도된 것이므로 이를 의도된 배기(intentional leak)라고 합니다.

5. 필터

양압기는 실내 공기를 빨아들입니다. 따라서 주위의 먼지나 이물질 등을 걸러주는 것이 필요합니다. 이를 필터라고 합니다. 필터는 그 상태를 살펴보고 일정한 주기로 교체해주어야 합니다. 그래서 어느 양압기든 필터는 쉽게 교체할 수 있게 되어 있습니다.

양압기 압력 처방검사

양압기로 공기를 불어 넣을 때 환자 개개인의 코골이와 폐쇄성 수면무호흡증의 심한 정도에 따라 필요한 공기의 압력이 다르므로 각자에게 맞는 치료 압력을 정하여야 합니다. 수면 중에 환자가 어떤 자세로 잠을 자든, 얼마나 깊이 잠을 자든 코골이와 수면무호흡증을 해결할 수 있는 적절한 압력의 공기를 불어 넣어 줄 수 있어야 합니다.

이처럼 필요한 적정압력을 찾는 검사를 압력 처방검사라고 합니다. 환자는 수면 검사실에서 CPAP 장비를 착용한 상태에서 수면다원검사를 시행하고, 수면 기사는 양압기로부터 나오는 압력을 미세하게 조정하여 수면 중의 코골이와 무호흡이 완전히 없어지는 적정한 압

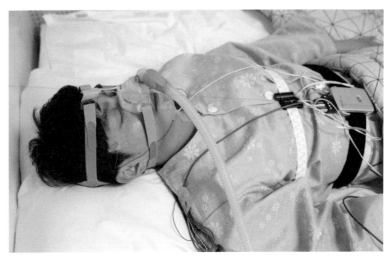

력을 찾습니다.

수면 자세와 수면 단계에 따라 다른 압력이 필요할 수도 있습니다. 대개 천장을 보고 바로 누운 자세에서 렘수면이 나타날 때 무호흡이 가장 심하며 가장 높은 압력이 필요합니다.

양압기에서 나오는 압력으로 기도가 열릴 때, 우리 몸의 호흡 패턴이 바뀔 수 있습니다. 그리고 너무 높은 압력일 때 중추성 무호흡이라는 현상이 나타날 수도 있습니다. 이런 복잡한 정황을 양압기 압력 처방검사를 통해서 파악할 수 있습니다. 이를 토대로 환자에게 가장 잘 맞는 양압기 유형, 압력과 그 외 세팅을 의사가 결정합니다.

압력 처방검사 결과를 수면 전문의가 판독하고 환자의 신체적 상황 등을 고려하여 그 사람에게 가장 잘 맞는 압력 혹은 압력의 범위를 정합니다. 이를 '처방압력'이라고 합니다. 이 압력을 토대로 이후 양압기 치료가 이루어집니다.

환자가 집에서 양압기를 사용할 때 여러 가지 일이 생길 수 있습니다. 양압기 압력을 걸어 주었을 때 환자의 몸이 어떻게 반응하는지를 파악하는 과정이 양압기 압력 처방검사입니다. 이때 얻어진 데이터를 토대로 환자가 양압기를 사용하는 과정에서 생기는 다양한 상태에 대해 추론할 수 있고 문제 해결책을 제시할 수 있습니다.

고정형, 자동형, 이중압력장치 그리고 나한테 맞는 양압기 고르기

양압기는 고가의 의료기기입니다. 그리고 한 번 구입하면 수년 동안 사용합니다. 그래서 양압기를 선택하기 전에 신중해야 합니다. 비싼 양압기라고 해서 모두에게 좋은 것은 아닙니다. 나한테 맞는 양압기를 찾는 것이 중요합니다.

1. 양압기의 종류, 고정형과 자동형

양압기를 생산하는 회사가 여러 개 있습니다. 또 매년 여러 회사가 새로운 모델을 내놓습니다. 그래서 이 자리에서 회사별 제품을 비교하는 것은 힘듭니다. 한편, 양압기는 압력을 설정하고 압력이 변하는 방식에 따라 고정형과 자동형으로 크게 나눕니다. 고정형은 정해진 압력(예를 들어 11이라는 압력)만 만들어내고 환자의 숨길로 불어 넣어 줍니다. 한편 자동형(자동형보다는 일정한 압력 범위 내에서 움직이기 때문에 '범위형'이 더 적절한 표현입니다) 기기는 미리 정해놓은 압력 범위 내에서 환자의 호흡 상태에 따라 압력이 올라가기도 하고 내려가기도 합니다. 아이들에게 운동장 폭을 정해준 후 그 안에서는 자유롭게 놀 수 있도록 해 놓은 것과 같다고 볼 수 있습니다. 기기는 미리 프로그램 된 대로 환자의 호흡 상태를 나름대로 파악하고 압력을 높이거나 낮춥니다. 그래서 자동형 기기는 작동 중에 압력을 더 만들기 위해서 가속을 하기도 하고, 압력을 낮추기 위해서 감속을 하기도 합니다. 양압기에 들어 있는 컴퓨터가 판단해서 움직입니다. 그런데 컴퓨터라고 해서 모든 상황에 다 잘 대처하는 것은 아닙니다. 환자 호흡에 대한 제한된 정보를 가지고 제작자가 예상한 몇몇 상황에 대해서만 대처하게 되어 있을 뿐입니다. 그래서 양압기 압력 처방검사를 통해서 환자에게 꼭 필요한 압력 범위와 그에 맞는 세팅을 정해주는 것이 필수적입니다.

2. 자동형 기기를 쓰는 것이 더 좋은 경우

첫째, 술을 자주 마시는 사람은 자동형을 써야 합니다. 술을 마시면 숨길 주위의 조직이 붓습니다. 그래서 코골이와 수면무호흡증이 심해집니다. 기도를 열기 위해서는 평소보다 더 높은 압력이 필요합니다. 수면 검사실에서 양압기 압력 처방검사를 통해서 얻은 압력이 맞지 않을 수 있습니다. 그렇다고 환자가 매일 밤 임의로 압력을 바꿀 수도 없습니다. 이런 경우에는 자동형 기기에 설정된 압력 범위 안에서 기계가 알아서 압력을 조정합니다. 이런 점에서 자동형 기기가 더 낫습니다.

둘째, 압력검사 결과, 적정압력이 상당히 높게 나오는 사람이 있습니다. 그런데 그 높은 압력이 필요한 상황은 수면 중 일부분입니다. 대개 그렇게 높은 압력이 필요 없습니다. 자동형 기기는 높은 압력이 필요할 때는 스스로 파악한 상황에 따라 압력을 높입니다. 기도가 쉽게 열리는 상황이 되면 스스로 압력을 낮춥니다. 그래서 불필요하게 높은 압력을 내어서 환자의 수면을 방해하지 않습니다. 실제로 자동형 기기를 쓰는 사람의 평균 압력은 고정형만으로 쓰는 경우보다 조금 낮습니다.

셋째, 감각이 예민한 사람들이 있습니다. 한편, 수면 주기에 따라 사람의 호흡곤란 정도는 변합니다. 대개 꿈을 꾸는 수면에서 수면무호흡이 심해집니다. 이럴 때 고정형 기기의 압력으로 수면무호흡증이 극복되지 않으면 잠에서 깨게 됩니다. 3~4시간 정도를 자다가 중간에 깨게 되면 다시 잠들기 힘들어집니다. 양압기 때문에 불면증 겪기를 원하는 사람은 없을 것입니다. 그래서 감각이 예민하고 작은 소리에도 쉽게 깨는 사람은 자동형 양압기가 더 잘 맞습니다.

자동양압기 쓰면 압력 처방검사는 안 받아도 된다?

양압기 중에는 고정압력장치(CPAP)와 자동압력장치(APAP)가 있습니다. 자동압력양압기는 기계가 환자의 호흡 상태를 읽고 '알아서' 압력을 조절해주는 장치입니다. 자동으로 압력 조절이 된다면 굳이 압력 처방검사로 압력을 정할 필요는 없다고 생각하는 사람들이 있습니다. 양압기를 판매하는 사람 중에는 압력 처방검사 없이 자동압력장치를 구매해서 쓰라고 합니다. 실제로 압력 처방검사가 필요 없을까요?

필자가 운영하는 수면 클리닉에 미국인 피터(가명)가 찾아왔습니다. 수면무호흡증이 심해서 아내의 걱정이 크다는 것이었습니다. 이야기를 들어보니 피터는 미국에서 간이수면검사(병원이 아닌 집에서 시행하는 수면검사, 무호흡증이 심할 거로 판단되는 사람에게 제한적으로 시행함)를 받고, 양압기를 판매하는 회사(미국에는 양압기를 판매하고 관리해주는 회사가 있습니다. 양압기를 저렴하게 팔고 양압기 사용법을 교육해 주고 비용을 받고, 소모품을 팔아서 수익을 냅니다)를 통해서 자동양압기를 구매해서 사용했다고 합니다. 그런데 1주 정도 써보다가 답답하고 입이 말라서 사용할 수 없었다고 합니다. 양압기를 판매한 회사에 이야기했더니 코와 입을 모두 덮는 마스크를 구매하라고 해서 그것을 사서 썼는데도 답답한 것은 여전했고 자다가 자주 깨어서 결국 양압기 사용을 포기했다고 합니다.

환자가 기억하기로 자신의 수면무호흡 지수는 40 내외였습니다. 간이수면검사 수치이기는 했지만 심한 수면무호흡증이 있었던 거로 보였습니다. 양압기 처방압력은 자동기기에서 나오는 걸 보고 회사 직원이 조절해주었다고 하는데 그 역시 한두 번 조절해 보다가 포기했다고 합니다.

우선, 환자의 코 상태, 기도 상태 등을 평가해 보았습니다. 비염이 있고 코막힘이 있어서 입으로 호흡하기 쉬운 상태였습니다. 그래서 비염을 줄일 수 있는 약을 처방하고 코 세척하는 법을 가르쳐 주었습니다. 그리고 간이수면검사를 받은 지 1년이 지났기 때문에 수면다원검사를 다시 해보도록 권했습니다. 피터는 미국 사보험이 있었고 한국에서 시행한 의료비도 보장이 된다고 해서 별 부담 없이 검사하기로 했습니다. (미국의 수면 다원검사비는 3000달러에서 5000달러 정도입니다. 국내 검사비는 70만 원 정도로 더 쌉니다) 표준 수면다원검사 결과 무호흡 지수가 50 이상으로 심하게 나왔습니다. 그사이 체중이 늘어서 무호흡이 더 심해진 것도 있고 간이수면검사가 피터의 수면무호흡증을 과소평가했을 수 있습니다. 피터에게 수술과 구강 내 장치 치료에 관해서도 설명을 하고, 수술로 수면무호흡증을 조절하기는 거의 불가능하고 구강 내 장치 역시 이렇게 심할 때는 원하는 효과를 얻을 수 없다고 설명했습니다. 그리고 이미 가지고 있는 양압기를 잘 사용하기 위해서 양압기 압력 처방검사를 받고 정확한 압력을 찾아서 치료해 보기를 권했습니다. 양압기 압력 처방검사를 시행하였습니다. 양압기 압력을 올려 압력이 9 이상이 되면 중추성 무호흡이 나타나기 시작했습니다. 압력을 더 높이면 중추성 무호흡이 더 심해졌습니다. 압력을 다시 낮추면 중추성 무호흡은 줄어들지만 저호흡이 조금씩 나타나는 양상이었습니다. 이를 참고해서 피터의 압력을 재조정했습니다. 기존 자동압력장치의 세팅은 8에서 13 사이였습니다. 이 정도 압력에서는 중추성 무호흡이 계속 나타나서 환자가 더 답답함을 느끼고 마스크를 벗을 수밖에 없었던 것입니다. 자동양압기는 환자의 호흡을 읽어서 압력을 높일지 낮출지를 정합니다. 자동양압기는 압력을 보내어 되돌아오는 반향(메아리)을 통해서 호흡곤란 여부(무호흡, 저호흡, 기류 제한)를 판정합니다. 그런데 중추성 무호흡은 호흡 노력이 없는 상태입니다. 이를 측정하기 위해서 표준 수면다원검사에서는 배와 가슴에 센서를 둘러서 측정합니다. 양압기는 이런 센서를 이용할 수 없으므로 어떤 양압기도 중추성 무호흡을 제대로 감지해서 대응할 수 없습니다. 양압기는 나름대로 추정하고 있을 뿐입니다. 압력 처방검사를 통하지 않고는 중추성 무호흡으로 인한 문제를 파악하고 대응할 수 없습니다. 피터가 겪은 것이 바로 이런 경우였습니다. 중추성 무호흡이 나타나면 자동압력장치는 폐쇄성 무호흡이 나타났다고 생각하고 압력을 높입니다. 압력이 높아지면 중추성 무호흡은 더 심해지는 악순환이 생기고 마스크를 벗게 됩니다.

많은 사람이 '자동의 신화'에 빠져 있습니다. 기계가 다 알아서 해주니까 아무 문제가 없다고 생각합니다. 그런데 막상 자동양압기가 작동하는 방식은 그다지 자동이 아닙니다. 초등학생보다 판단력이 떨어질 수 있습니다. 프로그램 된 대로만 움직이기 때문입니다. 예를 들어서, "수면무호흡이 나타나면 2분을 기다려서 무호흡이 지속되는 것이 확인되면 압력을 0.5 올려라" 이런 식입니다. 그 사람의 무호흡을 해결하는 데 3만큼 압력을 더 올려야 한다면 12분이 걸린다는 말입니다. 그동안 환자는 무호흡에 노출됩니다. 답답함을 느끼고 손을 뻗어서 마스크를 벗어버립니다. 자동양압기를 쓰면서 압력 범위를 전체로 풀어 놓고 쓰면 이런 일이 생깁니다.

이런 문제가 있는데, 미국에서는 왜 압력 처방검사 없이 자동양압기를 바로 쓰게 하는 걸까요? 미국의 높은 수면검사비와 3개월이 넘는 긴 대기시간 때문입니다.

그런데, 우리나라는 압력 처방검사비가 역시 수면다원검사 건강보험 적용으로 본인 부담금 12만 원 내외로 미국에 비해 높지 않습니다. 대기시간도 길지 않습니다. 이런 상황에서 미국처럼 약식으로 자동양압기를 쓴다는 이유로 압력 처방검사를 건너뛸 이유가 없습니다.

미국이나 캐나다에서는 양압기를 쓰는 사람들은 1년에 한 번씩 압력 처방검사를 다시 받습니다. 그래서 현재의 압력이 맞는지, 제대로 쓰고 있는지를 확인합니다. 양압기에 압력 사용 데이터가 기록되어 있습니다. 그러나 그건 어디까지나 기계가 메아리를 보고 판단한 것, 즉 그림자에 불과합니다. 그래서 실제로 환자의 수면 상태와 호흡 상태를 함께 보면서 압력을 다시 맞추는 과정을 밟는 것입니다.

앞서 이야기한 피터는 새로 맞추어준 세팅으로 미국에서 가져온 양압기를 잘 사용하고 있고 매우 만족해합니다. 답답한 풀 페이스 마스크(코와 입을 모두 덮는 마스크)를 쓰지 않아도 되어서 너무 편하다고 합니다. 코막힘에 대한 치료를 받고 나서 양압기 쓸 때 코 불편함도 없고 낮에도 편하다고 좋아합니다. 피터는 한국에서는 의사를 만나기 쉽고 이비인후과 진료도 저렴하고 신속하게 빨리 받을 수 있어서 좋다고 합니다. 미국에서는 의사 만나기가 너무 어려웠다고 합니다. 한국은 미국보다 의료 접근성이 좋습니다. 양압기 치료는 생명과 직결되는 의료행위입니다. 제대로 이루어지지 않으면 환자가 수면무호흡증을 방치하게 되고 그 결과 수명이 단축됩니다. 우리 몸 상태에 대해서 많이 알수록 더 나은 치료를 받을 수 있습니다. 양압기 사용도 예외가 아닙니다.

양압술 치료, 제대로 받기

양압기 치료는 의료행위, 의사한테 치료받자

양압기는 수면무호흡증을 치료하는 의료기기입니다. 양압기 치료는 의료행위입니다. 수술을 받고 약을 처방받아서 먹는 것과 같습니다. 양압기 치료가 제대로 되지 않으면 환자는 생명을 잃을 수도 있습니다. 환자의 상황을 의사가 파악하고 그에 맞추어 치료를 시행해 나가야 합니다. 양압기를 잘 사용하고 있는지, 사용하는 데 어떤 어려움이 있는지, 양압기 치료를 방해하는 혹은 수면무호흡증을 악화시키는 다른 질환은 없는지를 파악하고 치료 세팅을 바꾸고 때에 따라 새로운 치료 방침을 고민하는 것은 의사만이 할 수 있습니다.

의료기기를 판매하는 업자가 양압기의 구조, 작동방식, 양압기 설정을 변경하는 법을 알 수는 있습니다. 그렇다고 해서 그 사람이 환자의 치료 전반을 책임질 수는 없습니다.

양압기 치료를 시작하고 지속해 나갈 때 지속해서 의사를 만나고 치료가 잘 되어 가는지 확인해야 합니다.

양압기 적응, 처음 1주일이 가장 중요

폐쇄성 수면무호흡증은 지속적 상기도 양압술(CPAP)을 이용하여 완전히 조절할 수 있습니다. 대부분 사람에게 이 방법이 효과적이며 도움이 됩니다. 그러나 잠을 잘 때마다 양압기를 착용해야 치료의 효과를 볼 수 있습니다. 안경을 쓸 때만 시력 교정 효과가 나타나는 것과 같습니다. 양압기를 착용한 상태로 잠자는 데 익숙해지기까지는 시간이 걸릴 수 있습니다. 그리고 CPAP 마스크를 통해 일정한 압력의 공기가 코로 들어오기 때문에 예민한 분은 잠들기가 어려울 수도 있습니다. 처음에는 이 기계가 매우 불편하고 귀찮게 느껴질 수 있지만, 쉽게 포기해서는 안 됩니다.

상기도 양압술의 효과는 즉각적으로 나타나며 수면무호흡증의 증상을 거의 완벽하게 치료합니다. 상기도 양압술을 한 번 사용하기 시작한 사람 중 1년이 지나도 여전히 지속해서 사용하고 있는 사람들이 많습니다. 그 이유는 상기도 양압술이 밤에 숙면하도록 해주고 낮 동안 맑은 정신을 갖게 해 주며 고혈압, 당뇨, 심장질환, 뇌혈관질환을 예방해 준다는 것을 스스로 느끼기 때문입니다. 또 상기도 양압술을 사용하다가 하루, 이틀 중단해 보면 가슴이 답답해지면서 숨이 막히는 것을 느끼고 악몽을 꾸기도 합니다. 양압술 치료 이전의 증상이 다시 나타나는 것을 느끼면서 상기도 양압술을 다시 사용하게 됩니다.

어떤 일이든지 첫인상이 중요합니다. 양압기와 처음 만나고 적응해가는 과정도 마찬가지입니다. 양압기에 대해 좋은 인상을 받고 잘 적응해 갈 수 있도록 돕기 위해서 수면 클리닉 의사는 첫날, 처음 한 주일에 공을 많이 들입니다. 양압기를 사용해서 코골이와 수면무호흡을 해결해주면 환자는 치료를 통해서 이득을 얻습니다. 한편, 양압기가 불편을 줄 수도 있습니다. 그 불편이 이득보다 너무 크다면 양압기를 포기하게 될 것입니다.

그래서 처음 한 주일 동안, 양압기를 쓰면서 부딪힐 수 있는 흔한 문제에 대해서 미리 교육합니다. 또 환자는 양압기를 사용하면서 처음 부딪히는 문제에 대해서 의사에게 적극적으로 이야기하고 도움을 받아야 합니다. 치료진은 당연하다고 생각했던 것이 환자는 이해하기 힘들고 어찌해야 할지 모르는 상황일 수 있기 때문입니다. 이후에 소개하겠지만 양압기 사용과정에 부딪히는 대부분 문제는 경미한 것이며 쉽게 해결하고 적응할 수 있습니다. 처음 한 주일 동안 이런 문제와 마주치게 되고 해결하게 됩니다.

양압기 마스크 고르기

양압기 부속품 중에서 환자에게 직접 영향을 주고 치료 성공에 중요한 것이 마스크입니다. 양압기 제조회사들은 마스크에 공을 들입니다. 매년 새로운 모델의 마스크가 나오고 있고 점점 더 좋아지고 있습니다. 착용감이 좋고 바람이 잘 새지 않고 내구성도 좋은 제품들이 나오고 있습니다. 다양한 종류의 마스크를 번갈아 가면서 사용해 볼 수 있으면 가장 좋겠지만 현실은 그렇지 않은 경우가 많습니다.

마스크를 선택할 때도 그 사람의 양압기 압력과 압력 처방검사에서 얻어진 결과를 참고해야 합니다. 압력이 너무 높은 사람은 필로우 타입의 마스크를 쓰기 힘듭니다. 입을 벌리고 자는 사람에게는 코와 입을 모두 덮는 마스크를 고려해볼 수도 있습니다. 피부가 민감하고 얼굴에 자국이 남는 것이 싫은 사람은 피부와 접촉이 최소화되는 형태의 마스크를 골라야 합니다.

마스크를 고르고 마스크에 적응해 나가도록 도와주는 사람은 수면 클리닉 의사입니다. 의사가 가진 경험을 토대로 환자에게 가장 잘 맞는 마스크를 골라서 권합니다. 물론 막상 사용해 보았을 때 잘 맞지 않을 수 있습니다. 그러면 다른 모델을 시도해 볼 수 있습니다.

자, 이제 양압기를 사용해 보자!

양압기는 누구에게나 새로운 도전입니다. 필자 역시 양압기를 사용하고 있고, 처음으로 양압기를 착용하고 잔 '첫날밤'이 있었습니다.

양압기를 착용하고 태어나는 사람은 없습니다. 그래서 처음에는 낯설고 불편하고 긴장이 됩니다. 그리고 적응시간이 필요합니다. 그러나 너무 조급해할 필요는 없습니다. 양압기 수명이 5년 정도 된다고 하면 그 긴 기간을 생각하면 1~2주 정도의 적응 기간은 절대 긴 것이 아닙니다. 그리고 처음부터 완벽하게 양압기를 사용하는 사람은 없고 그럴 수도 없습니다. 안경을 쓰고 계신 분은, 처음에 안경을 접했을 때 어떠했고 지금은 안경에 대해서 어떻게 느끼시는지 생각해 보시면 이해가 쉬울 것입니다.

그리고, 모든 일에는 나보다 먼저 경험한 사람이 있고 내가 겪는 문제를 이미 겪은 사람들이 있습니다. 그 사람들의 도움을 받으면 됩니다. 그런 도움을 체계적으로 제공하는 곳이 의료기관이고 의사를 포함한 의료진입니다.

양압기를 사용하다가 어떤 어려움 혹은 불편을 겪게 될 때, 이것이 정말 문제인 것인지 자연스러운 현상인지 구분이 안 될 수도 있습니다. 어떤 환자분은 양압기 마스크 앞으로 밤새 바람이 새는 것을 보고 불량 마스크를 구매한 것이 아닌가, 1주일 동안 고민하다가 연락을 하기도 했습니다. 양압기 앞에 뚫려 있는 구멍은 호흡 과정에서 나온 이산화탄소를 배출하기 위한 것이며 당연히 있어야 합니다. 환자에게 충분히 설명하지 않는 양압기 판매직원의 소홀함도 있었겠지만, 만약 다음날 바로 전화로 물어볼 수 있었더라면 1주일 동안 고민할 필요는 없었을 것입니다. 양압기 사용 초기에는 이런 일들이 자주 있을 수 있습니다.

양압기 사용 첫날부터 일어나는 일들을 시간순으로 따라가면서 살펴봅니다.

1. 양압기 설정

양압기를 병원에서 처방받고 구입했다면, 양압기 사용에 대한 기본적인 설정(세팅)은 의료진과 기기 판매직원이 맞추어 놓았을 것입니다. 의료진은 사용압력, 가습 정도, 램프 세팅, 내쉬는 숨을 쉽게 해주는 설정 등 양압기 압력 처방검사를 통해서 파악한 정보를 양압기에 입력합니다. 그리고 이 설정은 자주 바뀌지 않습니다. 매일매일 양압기 설정을 바꾸어야 할 필요는 없습니다. 대개 1~2주 정도 사용한 후 사용 내역을 의사가 살펴보고 필요에 따라 설정을 바꾸게 됩니다. 그러므로 양압기 사용 첫날 환자가 스스로 설정을 맞추어야 할 일은 없습니다.

2. 양압기 위치 및 튜브 거치

대개, 양압기를 구입하는 과정에서 각 부분의 기본적인 명칭과 기능에 대해서는 들어서 알게 됩니다. 먼저, 양압기 본체를 설치해야 합니다. 침상 근처에 설치하게 됩니다. 자신의 머리와 같은 위치 혹은 조금 낮은 곳에 양압기 본체를 두어야 합니다. 침대 옆에 작은 테이블을 두고 올려놓을 수 있습니다. 양압기 튜브의 길이를 고려해서 적당한 위치에 놓게 됩니다. 요즘 출시되는 양압기는 상당히 조용하지만 그래도 소음이 없지 않습니다. 소음에 민감한 분은 조금 멀리 두는 것이 좋습니다.

이때 양압기 본체와 마스크를 연결하는 튜브의 길이와 위치도 고려해야 합니다. 침대에서 잔다고 할 때 양압기 본체가 바닥에 있다면 튜브는 밑으로 처지게 됩니다. 마스크도 아래로 당겨지게 됩니다. 마스크가 당겨서 바람이 새기 쉽고 심하면 벗겨질 위험도 있습니다. 실제로 튜브를 잘 처리하는 것이 양압기를 잘 사용하는 데 중요합니다. 가능하다면 튜브를 위에서 아래로 드리워져 내려오는 형태로 마스크와 연결되는 것이 좋습니다. 그래서 침대 머리맡 벽에 고리를 만들어서 튜브를 걸어서 내려주면 좋습니다. 세워 놓는 옷걸이를 침대 머리맡에 두어 튜브를 걸치는 것도 좋습니다. 튜브를 거는 거치대를 제작해서 파는 곳도 있습니다. 튜브가 무게에 따라 아래로 처지면서 마스크 밀착을 방해하지 않아야 하고 자다가 몸을 뒤척일 때 튜브가 어느 정도는 움직여 줄 수 있도록 거치하는 것이 좋습니다.

3. 가습기: 물 넣기, 세척 및 관리

대부분 양압기는 가습기능이 있습니다. 가습기 없는 모델을 구매할 수도 있습니다. 우리나라처럼 사계절이 뚜렷해서 건조한 날씨가 지속될 때가 있고, 에어컨을 이용해서 냉방을 하면 실내 공기가 건조해져서 가습이 필요합니다. 그래서 가습기가 있는 모델을 구매하는 것이 좋습니다. 가습기를 작동시키기 위해서는 가습 물통에 물을 채워야 합니다. 양압기 매뉴얼을 보면 가습 물통에 증류수를 넣으라고 되어 있습니다. 그러나 일반 가정에서는 증류수를 구하기도 만들기도 어렵습니다. 대부분 가습기는 가열 가습 형태를 취합니다. 가습 물통 바닥이 따뜻해지면 수증기가 생기고 양압기에서 나오는 바람이 가습 물통을 통과하면서 습기를 품게 됩니다. 그러므로 반드시 증류수이어야 하는 것은 아닙니다. 정수기가 있는 가정은 정수기 물을 사용하면 됩니다. 그것도 어렵다면 깨끗한 수돗물도 가능합니다. 다만, 가습기에 넣는 물에 다른 것을 첨가해서는 안 됩니다. 가습기 살균제, 아로마 향을 내는 액체 등과 같은 것은 절대 첨가해서는 안 됩니다. 또 가습기 물통을 세척할 때 세제를 사용했다면 아주 깨끗이 닦아내야 합니다. 그리고 일반적으로 세제를 이용해서 가습기 물통을 세척할 필요는 없습니다. 깨끗하게 닦아내고자 한다면, 식용 식초와 물을 2:1로 섞어서 세척하면 살균할 수 있습니다. 이후에도 충분히 헹구어서 식초 냄새를 없애야 합니다. 아침에 양압기 물통의 물을 비우고 종이 타월로 깨끗이 닦아서 말리면 물이 마른 후 하얀색 가루가 묻는 것을 피할 수 있습니다.

4. 마스크 착용 준비: 코 세척, 얼굴 씻기

마스크는 우리 몸과 직접 닿습니다. 그래서 양압기 사용 시에 생기는 어려움 대부분은 마스크와 관련된 것입니다. 잘 준비하면 불편을 최소화하고 쉽게 적응할 수 있습니다. 먼저 콧속을 잘 씻어야 합니다. 바람은 코를 통해서 기도로 들어갑니다. 코막힘이 심하다면 공기가 들어갈 수 없고 심한 불편을 겪습니다. 코막힘이 없더라도 콧속에 숨을 쉬면서 걸린 수많은 이물질이 있다면, 양압기 압력으로 공기를 불어 넣을 때 이 이물질들이 기도로 밀려들어 갑니다. 그래서 식염수를 이용해서 코를 세척해야 합니다. 생리식염수를 구매해서 사용해도 되고, 같은 농도의 소금물을 만들어서 써도 됩니다. 세척하는 방법은 의료진에게 배워야 합니다. 잘못하면 중이염과 같은 부작용이 생길 수 있습니다.

마스크를 착용할 때, 접촉하게 되는 얼굴 피부도 중요합니다. 얼굴 피부에 기름기가 많다면 마스크가 제대로 접촉하지 못합니다. 미끄러지면서 그 틈으로 바람이 새기 쉽습니다. 그래서 자기 전에 세수해서 기름기를 없애는 것이 좋습니다. 기름기가 많은 상태에서 마스크를 착용하게 되면 마스크 재질인 실리콘에 기름이 배면서 마스크가 빨리 노후화됩니다. 마스크 관리 측면에서도 세안해야 합니다.

5. 마스크 착용: 끈 조절하기

마스크를 얼굴에 밀착시키기 위해서 탄성이 있는 끈이 연결되어 있습니다. 이 끈을 자신의 머리와 얼굴 모양에 맞게 조절해야 합니다. 대개 양압기를 구매할 때 마스크를 써 보면서 적당하게 맞춥니다. 대개 그때 맞추어주는 설정이 맞습니다. 그런데 막상 집에 와서 자리에 누워보면 얼굴이 굴곡이 바뀌면서 조금 맞지 않을 수 있습니다. 그래서 끈을 조절하는 방법을 배워두어야 합니다. 그리고 먼저 자리에 앉은 상태에서 마스크를 착용해보고 편안하고 잘 밀착되는지 확인한 후, 자리에 눕습니다. 그 상태에서 다시 마스크 밀착 상태를 봅니다. 얼굴을 옆으로 돌릴 때, 옆으로 누웠을 때도 마스크가 잘 붙어 있는 설정으로 해야 합니다.

6. 양압기 작동 및 램프 설정

이제 양압기를 켭니다. 양압기 스위치를 누르면 양압기가 작동하기 시작합니다. 어떤 모델은 마스크를 착용하고 호흡을 시작하면 호흡을 감지해서 저절로 시작하기도 합니다(auto start 기능).

양압기에는 램프(ramp)라는 기능이 있습니다. 목표 압력이 8이라고 할 때 처음부터 8이라는 압력이 나오는 것이 아닙니다. 잠들기 전에 센 압력이 나오면 답답해서 잠들기 힘들 수 있기 때문입니다. 그래서 램프를 5분으로 설정하면 4라는 기본압력에서 서서히 압력이 증가하기 시작하고 5분 후에 8이라는 목표 압력에 도달하게 됩니다.

양압기를 착용하고 누워서 잠이 들지 않고 5분이 지나고 8이라는 압력이 나와서 답답함을 느낀다면 다시 램프 버튼을 눌러주면 됩니다. 그러면 기본압력인 4로 회귀하게 되고 다시 5분에 걸쳐서 압력이 상승합니다.

7. 마스크 다시 맞추기

마스크도 잘 맞고 바람이 새지 않고 양압기에서 나오는 바람이 편안하다면 더할 나위 없습니다. 그런데, 마스크가 잘 맞지 않는 것 같고 뭔가 불편하면서 바람이 새는 것 같다면 마스크를 양손으로 살짝 들어 올려서 놓습니다. 이렇게 하면 마스크가 다시 자리를 잡게 됩니다. 이렇게 해도 잘 되지 않으면 누운 상태에서 끈을 조금씩 다시 조절합니다. 이런 과정을 거쳐서 자신에게 가장 잘 맞는 마스크 세팅을 정할 수 있습니다. 이렇게 정한 후에는 마스크를 벗을 때 옆에 고리를 풀거나 위로 벗는 방식으로 세팅을 유지해 두면, 다음날 사용할 때 마스크 끈을 다시 맞출 필요가 없습니다.

8. 양압기 착용하면서 잠자기

처음으로 양압기를 쓸 때는 답답함 혹은 불안감을 느낄 수 있습니다. 그래서 잠이 쉽게 오지 않는다고 이야기하기도 합니다. 막상 양압기에서 나오는 바람을 느껴보면 바람이 그다지 세지 않다는 것을 알게 됩니다. 양압기는 인공호흡기처럼 강제로 호흡을 시키는 기기가 아니라 막힌 숨길을 열어주는 기능만 있습니다. 그래서 압력이 높지 않고 호흡을 방해하지 않습니다.

양압기를 착용하고 자다가 중간에 깨어서 화장실을 가야 할 때가 있습니다. 그때는 스위치를 눌러 양압기 작동을 중단시키고 마스크를 벗고 다녀오면 됩니다.

9. 양압기 관리하기

양압기를 사용하고 다음날 아침에 일어나서 기기를 종료하면, 양압기 상태를 표시하는 창에 하룻밤 동안 사용한 내용에 대한 요약이 나오는 경우가 있습니다. 지난밤 동안 수면무호흡증은 몇 번 정도 있었는가 하는 내용을 기본적으로 담고 있습니다. 이를 통해서 양압기가 어떻게 작동이 되었는가 하는 것을 확인할 수 있습니다.

또, 일정한 간격으로 병원을 방문해서, 양압기에 누적되어 저장된 사용기록을 확인할 수 있습니다. 의사는 이 자료를 토대로 향후 치료 방침을 정합니다. 병원에서 양압기 상태를 점검하고 소모품 교체 시기 등을 알려주기도 합니다.

10. 집에서 양압기 관리

가정에서 환자가 매일 직접 해주어야 하는 것은 마스크 세척, 가습 물통 관리입니다. 먼저 아침에 일어나면 착용한 마스크를 튜브에서 분리한 다음 피부와 접촉한 부분은 비누로 씻어주어야 합니다. 실리콘에 묻은 기름기를 제거해주어야 변색과 노후화를 막을 수 있습니다.

가습 물통의 물을 비우고 엎어 놓아 물이 빠지고 마를 수 있도록 합니다. 마스크 역시 그늘에 두어서 말립니다. 튜브는 상태를 보고 물로 세척하고 건조합니다. 오래 사용하다 보면 튜브에 미세한 구멍이 생겨서 바람이 새기도 합니다. 점검해보고 교체해야 할 수 있습니다.

마스크와 관련된 문제 : 바람 새는 것, 피부 자극 등

앞서도 이야기했듯이 마스크를 잘 착용하고 마스크와 관련된 불편을 없애는 것이 양압기 사용의 성공을 결정짓는 가장 중요한 요인입니다. 그중에서도 마스크 주변으로 바람이 새는 것과 마스크로 인해서 피부가 자극받고 상하는 것이 가장 중요한 문제입니다. 이 문제들을 잘 해결하는 것이 중요합니다.

1. 마스크 크기와 모양의 영향

이들 문제의 가장 흔한 원인은 그 사람 얼굴에 맞지 않는 마스크를 골랐기 때문입니다. 마스크의 크기와 모양을 잘 정해야 합니다.

먼저, 마스크를 구입할 때 직접 착용해보고 맞추어 보아야 합니다. 착용했을 때 불편감은 없는지, 얼굴의 어느 부분이 지나치게 눌리지 않는지(대개 콧등 부분)를 확인해야 한다. 특히 평소 자는 자세로 누웠을 때도 마스크 불편이 없는지 확인해 보아야 합니다.

코를 덮는 마스크(코 마스크, nasal mask)의 경우는 피부와 접촉하는 면적이 넓어서 잘 때 움직여도 쉽게 벗겨지거나 틈이 생기지 않는 좋은 점이 있지만, 접촉 부위 피부에 자극이 되고 상처가 생길 수도 있습니다. 일단, 처음에 작은 마스크부터 얼굴에 착용해 봅니다. 그리고 맞지 않는 것 같으면 조금 더 크고 넓은 마스크를 시도해 봅니다. 마스크 제조사에 따라 다양한 크기와 모양의 마스크가 있습니다.

또, 콧구멍에 기둥처럼 생긴 관을 접촉해서 그를 통해서 공기를 불어 넣는 필로우 타입(nasal pillow) 마스크가 있습니다. 이 마스크의 경우에 피부와 접촉하는 면적이 작으므로 피부 문제는 잘 생기지 않습니다. 한편, 콧구멍에 접촉되는 것이 불편할 수 있고, 수면 중 움직임으로 쉽게 빠질 수 있고 그때는 바람이 크게 새게 됩니다. 옆으로 잘 때 특히 바람 새는 것이 심해질 수 있습니다.

이 외에도 코와 입을 모두 덮는 마스크도 있고 입을 벌려서 공기가 새는지 시도해 볼 수 있습니다.

코 마스크와 필로우 마스크 유형을 모두 가지고 있으면서 번갈아 가며 사용하는 사람도 있습니다. 마스크를 착용할 때 자극되는 부분이 바뀌기 때문에 피부 자극을 줄일 수 있습니다.

양압기용 마스크는 지속해서 새로운 모델이 나오고 있습니다. 이 지면에서 최신형으로 소개하는 모델이 얼마 지나지 않아 더 이상 새로운 것이 아닐 수 있습니다. 한 가지 분명한 것은, 여러 회사에서 다양한 크기와 모양의 마스크를 만들어내고 있고, 여러 마스크를 시도해 본다면 본인에게 잘 맞는 마스크를 찾을 수 있다는 것입니다.

2. 다양한 원인

마스크는 머리에 고정하는 끈을 잘 조절해야 합니다. 많은 사람이 마스크 옆으로 바람이 샌다는 걸 알게 되면 끈을 더 세게 조입니다. 그런데 끈을 더 세게 조이면 마스크의 모양이 뒤틀리면서 처음에 설계될 때 기대했던 밀착 효과를 낼 수 없게 될 수 있습니다. 그리고 너무 세게 조이면 얼굴 피부에 마찰이 심해지고 상처가 날 위험이 큽니다.

본인에게 맞도록 적당하게 조절해야 합니다.

마스크를 사용한 지 오래되었다면 노후 정도를 생각해야 합니다. 실리콘이 노후화되면 탄성이 떨어집니다. 밀착되지 않습니다. 마스크를 고정하는 끈 역시 오래 쓰다 보면 탄성이 떨어집니다. 마스크와 끈은 소모품입니다. 일정한 시간이 되면 교체해주어야 합니다. 마스크는 잘 관리하면 1년 이상도 쓸 수 있습니다. 국외 보험에서 마스크의 내구연한을 6개월로 설정하고 있습니다.

적응 문제, 의사와 상의하면 답이 나온다

1. 답답해서 마스크를 벗는 경우

어떤 사람도 태어나면서부터 마스크를 달고 나오지 않습니다. 마스크가 낯설게 됩니다. 많은 환자가 마스크 쓴 모습을 보고 중환자 같다면서 양압기에 대해 부정적인 인상을 받습니다. 그러나 막상 마스크를 써 보면 그다지 답답하거나 이상하지 않습니다. 마스크에 익숙하지 않은 사람들이 처음부터 바로 마스크를 쓰고 양압기를 연결하면 어색하고 답답함을 느낄 수 있습니다.

그래서 마스크가 생소하고 쓰고 누우면 숨이 막힐 것 같다는 느낌이 드는 분들의 경우에는 잠들기 2~3시간 전에 일어나 앉은 상태에서 마스크만 착용한 상태로 지내보도록 합니다. 조금 익숙해지면 기기와 연결해서 앉은 상태로, 낮은 압력으로 양압기를 느껴보도록 권합니다. 이렇게 몇 번 마스크와 양압기를 경험해 보면 어색함이 사라집니다. 또 마스크가 쉽게 벗겨진다는 것을 알고 마스크를 쓰고 벗는 것이 익숙해지면 마스크로 인한 어색함과 불편함을 넘을 수 있습니다.

마스크를 쓰고 잠은 드는데, 자다가 중간에 답답함을 느껴서 혹은 어떤 이유인지 모르지만, 마스크를 벗는다고 호소하는 사람들이 있습니다. 이 경우에는 양압기의 압력과 기타 설정값이 잘 맞는지 살펴보아야 합니다. 단순히 마스크에 대한 거부감이나 불편감 때문만이 아닐 수 있기 때문입니다. 마치 비행기의 블랙박스처럼 양압기 사용기록 저장 파트가 있습니다. 저장된 기록은 작은 메모리 카드에 옮겨질 수 있고 이 메모리 카드를 병원으로 가져와서 읽어 들이면 최장 6개월까지 사용 내역을 한눈에 볼 수 있습니다. 그리고 최근 기록은 아주 자세하게 저장되어 있습니다. 이 기록을 통해서 자는 중에 답답함을 느끼는 이유가 무엇인지, 압력 조정이 필요한지 혹은 다른 설정을 변경해야 하는지 의사가 판단을 내리고 처방을 바꾸게 됩니다.

답답함을 느끼고 마스크를 벗는 사람 중에, 코막힘이 있는 경우가 꽤 흔합니다. 알레르기성 비염이 있거나 코뼈가 휘어서 콧속을 막고 있는 때도 있습니다. 감기에 걸려서 콧속이 일시적으로 부어 있는 경우도 원인일 수 있습니다. 코 세척을 통해서 코를 막고 있는 이물질을 제거하고 염증을 가라앉히는 약물을 처방받아서 뿌리거나 복용할 수 있습니다. 이 역시 의사의 진료를 통해 도움을 받을 수 있습니다.

2. 폐소공포증

수면무호흡증으로 고생하시는 분들은 기본적으로 호흡이 잘되지 않는 상황에 대한 두려움을 가지고 있습니다. 양압기 마스크를 쓰면서 코에 무언가를 덮어쓴다는 것에 대해서 답답함을 느낄 수 있습니다. 특히 평소에 좁은 공간에 들어가는 것을 불편해하고 창이 없는 방을 피하려고 하는 성향이 있는 분들은 양압기 마스크를 쓰고 폐소공포증을 느낄 가능성이 큽니다. 이 경우에도 앞서 마스크에 대해서 답답함을 느끼는 분의 경우처럼 점진적으로 마스크를 착용하고 지내는 시간을 늘려가는 것이 적응에 도움이 됩니다. 또, 긴장과 불안을 줄여주는 이완 요법을 배우고 평소 자주 연습해서 마스크를 착용했을 때 불안을 쉽게 줄여줄 수 있으면 좋습니다. 이 역시 의료진이 도와줍니다. 한편, 증상이 심할 때는 한시적으로 약물의 도움을 받을 수 있습니다.

3. 구강 건조

양압기 사용 중에 입 마름을 호소하는 사람들이 있습니다. 양압기에서 나오는 바람이 입안에 가득 차서 불편감을 느껴 입을 벌리는 사람들이 있습니다. 이렇게 되면 양압기가 만들어낸 압력이 기도까지 제대로 전달되지 않습니다. 수면무호흡증 치료가 제대로 되지 않습니다. 무엇보다 입안에 공기가 들어 있는 불편한 상태로 잠을 길게 깊이 잘 수 없습니다. 잠을 방해하게 됩니다. 구강 건조가 있는 경우에는 입을 벌려 바람이 새는 구강호흡도 같이 하고 있습니다. 이때는 입 벌리는 것을 막아주는 테이프를 이용합니다. 또 입을 벌리고 자는 사람 중 상당수는 비염이나 코막힘이 심한 경우입니다. 코를 뚫어서 코로 숨쉴 수 있다면 굳이 입을 벌리고 자지는 않을 것입니다. 의사와 상의해서 상황에 맞게 여러 가지 방법을 동원해서 해결할 수 있습니다.

4. 코막힘, 콧물

양압기를 사용하면 코와 관련된 문제가 상당수에서 좋아집니다. 양압기에는 가습기가 달려 있습니다. 또 양압기는 외부 공기를 내장된 필터로 걸러서 사용합니다. 그래서 양압기 사용자는 깨끗하고 가습 된 공기를 사용하게 됩니다. 이 모두 코에 좋은 공기입니다. 그러므로 비염으로 고생하던 사람도 양압기를 사용한 후 코가 좋아졌다고 이야기하기도 합니다.

한편, 압력 자극이나 수분 혹은 수증기에 민감하게 반응하는 코 점막을 가진 사람은 양압기 사용 후에 코막힘이나 콧물로 적응이 힘들다고 이야기할 수 있습니다. 이는 알레르기의 한 종류라고 볼 수 있습니다. 알레르기 증상을 조절하는 약물의 도움을 받을 수 있습니다. 코에 스프레이처럼 뿌리는 약도 쓸 수 있습니다.

5. 소음

코골이 소음 때문에 고생하다가 소음을 만들지 않고 자려는 사람들은 양압기 소음도 고려합니다. 양압기 소음은 코골이 소음과는 비교가 되지 않을 정도로 작습니다. 그리고 일정한 주파수의 소리가 반복적으로 나와서 백색소음에 가깝습니다. 특별한 리듬이 없는 의미 없는 소음이 반복적으로 나오는 것이 백색소음인데 이런 소음은 잠을 유도하는 작용을 합니다. 양압기에서 나오는 모터 소리나 바람 소리가 환자나 주변 사람의 잠을 방해하는 경우는 드뭅니다. 다만, 양압기가 작동을 시작할 때는 기계음이 조금 크게 나는 경우는 있으나 그 시간이 길지는 않습니다. 양압기 소음이 불편한 경우에는 양압기를 소리를 차단할 수 있는 통에 넣어서 사용하는 방법도 있습니다. 또 양압기 설정을 조정해서 양압기가 불필요하게 가속하면서 소음을 유발하는 것을 최대한 줄여주는 것도 도움이 됩니다.

양압기 가지고 여행 다니기

양압기는 매일 지속해서 쓰는 것이 좋습니다. 한편, 매일 하루도 빠짐없이 양압기를 쓸 수 없는 때도 있습니다. 양압기를 통해서 혈압을 낮추고 심장질환, 뇌혈관질환을 예방하고 낮 동안 졸음을 느끼지 않기 위해서는 10일에 7일 이상, 하루 4시간 이상 쓰기를 권장합니다. 가까운 곳에 1~2일 정도 여행을 갈 때는 양압기를 챙겨가기 힘들다면 양압기 없이 여행을 다녀올 수도 있습니다.

한편, 그 이상 기간 여행을 가서 머물러야 한다면 양압기를 가지고 가야 합니다. 양압기 본체와 튜브, 마스크는 전용 가방에 들어갑니다. 노트북 무게 정도라고 생각하면 됩니다. 차에 싣고 갈 수 있고 비행기를 탈 때는 가지고 타는 것이 낫습니다. 장거리 비행일 경우, 좌석 여건이 허락한다면 비행기에서 잠을 잘 때도 양압기를 써야 합니다.

대개 국내에서 판매되는 양압기는 세계 어느 나라에서나 쓸 수 있도록 전압 세팅이 되어 있습니다.

🌙 양압기 치료의 효과, 이렇게 입증되어 있다

양압기 치료가 수면무호흡증의 합병증을 막고 건강을 증진한다는 것은 여러 연구를 통해서 입증되었습니다. 특히 중간에서 심한 정도

(호흡 장애지수 15회 이상)의 수면무호흡증을 앓는 환자에게 양압기 치료를 시행하면 낮 동안 졸음이 개선되고 수축기 혈압이 낮아진다는 것이 수많은 임상연구를 통해서 확인되었습니다. 중간 이상의 수면무호흡증이 있는 경우에 양압기 치료를 시행하면 심혈관질환 발병 위험이 감소한다는 것 역시 확인되었고 수면무호흡증의 합병증으로 우울증을 앓고 있는 경우에는 양압기 치료가 효과적이라고 알려져 있습니다.

양압기를 사용한 경우, 졸음운전으로 인한 자동차 사고 위험을 줄일 수 있고, 여러 가지 질환을 예방하기 때문에 양압기 치료를 받는 사람들의 의료기관 이용률이 그렇지 않은 사람에 비해서 감소한다는 연구도 있습니다. 양압기 치료를 하면 기존에 있었던 허혈성 심장질환의 위험을 없애는 효과가 있다고 합니다.

수면무호흡증은 심부전 환자에게서 특히 흔합니다. 심부전 환자에게 양압기를 한 달 이상 사용한 경우에 좌심실 기능이 향상되는 것으로 나타났습니다. 또 중추성 수면무호흡증과 심부전을 함께 앓고 있는 환자에게 양압기 치료를 시행한 이후 심장 판막 기능이 호전되었고 호흡 근육 기능도 좋아졌다는 보고도 있습니다.

🌙 양압기
사용하는 사람들

양압기 사용하는 의사

어느 대학병원 이비인후과 교수님과 사적인 자리에서 이야기하다가 그분도 코골이와 수면무호흡증이 있고 그래서 양압기를 사용한 다는 이야기를 들었습니다. 필자 역시 중간 정도 수면무호흡증이 있고 그래서 양압기를 사용하고 있습니다. 그 교수님과 사용하고 있는 양압 기 기종과 장단점 그리고 마스크 종류에 관한 이야기를 나누었습니다. 수면의학회를 같이 하는 교수님 중에 양압기를 사용하고 있는 분들이 생각보다 많습니다.

이비인후과 교수님의 경우를 특히 이야기한 이유는, 코골이 수 술을 집도하는 의사도 양압기 치료가 합당하다고 생각하면 양압기를 선택한다는 이야기를 하기 위해서입니다. 또 다양한 증상을 가진 코골 이 수면무호흡증을 치료하면서 많은 경험을 쌓았고 그래서 중간 이상 수면무호흡증이 있을 때는 수술로 완치가 어렵고 그래서 양압기를 사 용할 수밖에 없다는 결론을 가지게 되셨을 것이기 때문입니다.

필자의 코골이, 수면무호흡증 치료에 대해서 조금 이야기를 해 보겠습니다. 필자도 코골이가 심한 편이고 체중이 늘면서 코골이 소음 이 심해졌고 자다가 숨을 멈추더라는 이야기를 가족에게서 들었습니 다. 필자가 운영하는 수면 클리닉에서 직접 검사를 받았고 내 검사 기 록을 직접 판독했습니다. 생각보다 심하다는 것을 알았습니다. 수면검 사를 받기 수년 전에 반복되는 편도선염으로 편도선절제술을 받았었 습니다. 편도선을 절제하지 않았다면 아마 더 심했을 것이라는 생각을 했습니다. 필자는 연구개와 목젖 수술 후에 생길지 모르는 후유증을 원치 않았기 때문에 구강 내 장치를 제작해서 사용했습니다. 구강 내 장치를 사용하면서 코골이도 줄었고 자고 난 후 입 마름, 수면무호흡 으로 인한 아침 두통과 피로감이 줄었습니다. 구강 내 장치를 착용한 상태에서 검사해 보니 상당 부분 수면무호흡이 줄어 있었습니다. 나름대로 만족스러운 결과였습니다. 그래서 거의 하루도 빠짐없이 구강 내 장치를 사용했습니다. 그런데 3~4개월 정도 사용하다 보니 턱관절에 불편이 조금씩 생겼습니다. 아침에 구강 내 장치를 빼고 나서 한동안 턱관절 불편이 있었습니다. 당시 사용했던 모델은 착용 중에 아래턱을 좌우로 움직일 수 없는 구조여서 특히 턱관절 불편이 잘 생겼습니다(최근에는 다른 모델이 나와 있고 이 모델은 이런 불편이 거의 없습니다).

그리고 그사이에 체중이 꽤 늘어서 수면무호흡증도 더 심해지는 것 같았습니다. 다시 수면다원검사를 해 보고 나서 수면무호흡이 시간당 27회 가까이 된다는 것을 알고 양압기를 사용하기로 했습니다. 양압기 압력 처방검사를 받고 양압기를 구매해서 현재까지 사용하고 있습니다. 거의 매일 사용하고 있고 하룻밤 내내 마스크를 벗지 않고 잘 사용합니다. 가끔 양압기 없이 잠을 자다 보면 3~4시간 후에 깹니다. 입이 마르고 숨이 답답해서 깨게 됩니다. 그러면 마스크를 착용하고 다시 잠을 청합니다.

가끔 양압기 없이 잠을 청했다가 숨이 막히는 느낌 때문에 바로 잠을 깨기도 합니다. 낮잠을 잘 때 특히 이런 경험을 합니다. 양압기를 지속해서 사용하고 있으므로, 조금이라도 수면무호흡이 느껴지면 바로 반응해서 깨게 되는 거로 생각이 듭니다.

필자는 양압기를 사용하기 전에 만성적인 비염과 코막힘 치료를 위해서 비중격만곡증을 교정하고 비염을 치료하는 수술을 받았습니다. 그래서 코 상태도 양압기를 사용하기에 나쁘지 않았습니다.

필자는 연구개 목젖을 수술 외에 대부분의 코골이 수면무호흡증 치료를 경험해 보았습니다. 코 수술과 편도절제술은 분명히 도움이 되었고 낮 동안에도 코막힘 없이 생활할 수 있어서 좋았고 편도를 제거한 후 감기에도 잘 안 걸리고 감기에 걸리더라도 심한 몸살로 이어지지 않아서 좋았습니다. 그러나 이 두 수술이 필자의 수면무호흡증을 완전히 조절해주지 못했다는 것도 압니다.

구강 내 장치는 비교적 간편하고 효과도 좋았지만, 치아 통증과 턱관절 불편을 만들었습니다. 물론 이런 불편을 전혀 호소하지 않는 환자분들도 꽤 있습니다. 중간 정도 수면무호흡증 환자에게는 상당히 효과적인 치료가 될 수 있다는 생각이 듭니다. 그러나 체중이 늘고 노화가 진행되어 수면무호흡증이 심해지면 구강 내 장치로는 한계가 있습니다. 필자도 비슷한 경험을 했습니다.

마지막으로 선택한 양압기 치료는 지금까지 신체적인 불편감이나 후유증을 만들지 않고 상당히 효과적으로 수면무호흡증을 조절해주고 있습니다. 1년 반 이상 사용하고 있음에도 특별한 부작용이나 문제는 없습니다. 지금까지 양압기가 말썽을 부리지 않습니다. 마스크도 잘 관리해서인지 아직 상태가 좋습니다. 하루에 양압기 사용을 위해서 투자하는 시간은 5분도 안 됩니다. 아침에 일어나서 가습 물통의 물을 버리고 피부와 접촉한 마스크 접촉면을 거품 비누로 닦습니다. 마스크와 가습 물통을 말려둡니다. 밤에 잠들기 전에 가습 물통에 정수기 물을 채우고 마스크를 튜브에 연결합니다. 그리고 전원을 켜고 사용하면 됩니다.

필자의 직업이 수면 클리닉 의사이기 때문에 양압기에 대해서 더 호의적으로 적극적으로 사용하려는 경향이 분명 있을 것입니다. 그러나 아무리 자신의 직업과 관련이 있더라도 전혀 맞지 않는 것을 견디면서 2년 가까이 사용하지는 못할 것입니다.

사회 저명인사

필자한테 수면장애로 진료를 받는 중에 이름을 대면 알만한 저명인사도 몇 분 있습니다. 필자가 서울대병원 수면센터 임상강사로 일할 때는 더 많은 저명인사가 수면 클리닉 진료를 받았고 양압기 치료를 권유받고 양압기를 사용하였습니다.

필자가 운영하는 병원 인근에 사무실을 가지고 있는 대기업 임원을 지내신 분이 있습니다. 그분이 자고 나도 머리가 맑지 않고 자주 졸리는 증상으로 어느 대학병원에서 수면다원검사 후 양압기 치료를 권유받으셨고 양압기를 사용하던 중에 불편함이 있어서 필자의 병원을 찾아왔습니다. 사용기록을 보니 압력이 잘 맞지 않는 것 같고 마스크 관련 문제도 있는 거로 보였습니다.

압력 처방검사를 다시 해서 압력을 다시 맞추었습니다. 마스크도 형태를 다른 것으로 바꾸었습니다. 그 후에도 양압기 사용 시간이 충분하지는 않지만 비교적 잘 쓰시는 것 같습니다.

그분은 70세가 넘으셨는데 10여 년 전에 심장 부정맥으로 수술치료를 받으신 적이 있으신 분입니다. 양압기를 쓰지 않으면 부정맥 증상이 다시 나타나고 어지럼증이 나타난다고 했습니다. 다시 심장에 대한 시술을 받을 정도는 아닌데, 양압기를 사용하고 사용하지 않음이 그런 차이를 만든다는 점을 인지하고 있고 그래서 더 적극적으로 양압기를 사용하려고 노력하십니다. 또 양압기를 사용하지 않으면 낮 동안 졸음과 피로가 있어서 업무에 집중하기 힘들다는 이야기도 오실 때마다 하십니다. 양압기는 이처럼 건강에 즉각적이고 실제적인 도움을 줍니다.

20여 년 동안 양압기를 판매해 온 의료기 판매업체 대표와 이야기를 나눈 적이 있습니다. 국내에 양압기가 정말 생소할 때도, 사회 저명인사 중에는 주치의 권유로 양압기를 사용하는 사람들이 꽤 있었다고 합니다. 그 당시에는 그분이 직접 환자 집을 방문해서 양압기 사용법을 설명하고 판매를 했는데, 전문적인 식견을 가진 사람일수록 의료전문가(의사)의 이야기를 신뢰하고 그대로 따르는 것 같다는 이야기를 덧붙였습니다. 전문가들은 자신의 분야에 대해서 자신이 옳다고 생각하고 그걸 따르는 것이 당연한 것처럼, 다른 전문가들의 말도 그렇게 믿고 따라야 한다고 생각하는 것 같습니다. 양압기 치료는 생소하지만, 의료전문가가 인정하는 최선의 치료입니다.

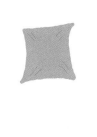

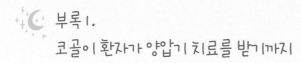

과장님에게 독방을…

중소 인쇄업체에 10년째 다니고 있는 오창수 씨는 본인 스스로 회사에서 왕따를 당하고 있다고 생각합니다. 10년을 근무한 만큼 그를 속속들이 잘 아는 사람은 이제 사장과 제작총괄부장 두 사람 정도에 불과하지만, 직원이 새로 들어오거나 연례 워크숍 등을 떠날 때 대리 이하 직원들끼리 수군대는 것을 언젠가 들은 뒤부터 영 마음이 편치 않은 것입니다. '직장 내 왕따'라고 해서 사회문제가 되는 '과격한 그 무엇'을 떠올릴 것까진 없습니다. 사장 포함, 모두 스무 명 남짓이 꾸려 가는 회사에서 그런 수준의 문제는 어지간해서는 잘 생기지 않습니다. 그가 들은 건 이런 종류의 대화였습니다. 대리가 경리 담당 직원에게 하는 말이었다고 기억합니다.

"그래도 방은 세 개를 예약해야지, 방법이 없잖아? 누가 오창수 과장님이랑 같은 방 쓰겠다고 하겠어?"

"그건 그래요. 내 집이 아닌 것도 불편한데, 오 과장님 코 고는

154

소리까지 참아 가며 잠을 자고 싶은 사람은 없죠."

물론 창수 씨 본인도 잘 알고 있습니다. 아내가 몇 년째 아침마다 읊는 가락(?)이기도 합니다. 하지만 어쩌겠습니까? 잠잘 때 벌어지는 일을 그가 무슨 수로 통제한단 말인가요? 애당초 코골이와 '조절'이니 '통제' 같은 단어가 함께 어울려 쓰일 수 있기나 한가요? 엄밀히 말해 그를 홍보하는 건 아니었지만, 직원들이 자기 없는 데서 '오 과장님 코 고는 소리 장난이 아니야' 따위의 얘기를 주고받는다고 생각하면, 창수 씨는 억울한 마음마저 듭니다. 본인은 인정하지 않지만, 그는 줄곧 '내가 모르는 것은 존재하지 않는 것'이라는 식의 태도로 살아온 것입니다. 하지만 돌이켜보면… 그렇습니다. 지금껏 잊고 있었던 창수 씨가 갓 입사했을 때의 일입니다.

어떤 코골이 계보

인쇄업이 큰돈 만지던 시절은 결코 없었지만, 창수 씨가 입사하던 무렵에는 그래도 지금보다는 사정이 나았습니다. 규모가 크지 않은 창수 씨 회사 같은 곳에서 기계 하나를 새로 들이는 일은 신중에 신중을 기해야 하는, 꾸준한 탐방과 검토가 필요한 작업이었습니다. 그 일에 막 입사한 창수 씨가 투입됐는데, 입사 7년 차인 당시의 김 과장과 짝을 이뤄 중견 인쇄소를 순례하는 업무였습니다. 적게는 수천만 원에서 많게는 억대를 호가하는 인쇄기에 대해 아는 게 있을 리 만무한 새내기 창수 씨가 하는 일이라야 김 과장을 보좌하는 것이었습니다. 그래도 현장의 동종업계 사람들과 만나서 얘기하는 일은 즐거웠으며 보람 있었다고 그는 기억합니다.

언젠가 폐업 수순을 밟게 된 한 중견 인쇄소의 이탈리아제 사철기(페이지끼리 실을 꿰어 제본하는 기계를 말한다)를 좋은 가격에 매입하게 돼 그쪽 사장을 만나러 지방으로 출장을 가게 됐습니다. 해당 기계를 구입하는 것과 동시에 다른 회사도 좀 둘러보고 오라는 사장의 지시가 있어 보통은 당일치기로 끝나는 출장이 이틀 이상으로 길어졌는데, 두 사람의 '소박한' 출장이라 온돌방에 이불을 깔고 자는 작은 방 하나를 빌려 부대비용을 아끼기로 했습니다. 서울에서 내려간 당일, 사전 합의한 가격에 사철기 구매를 끝낸 두 사람은 저녁을 먹었습니다. 일이 예상대로 풀려 기분이 고조된 나머지 식사에 반주도 곁들였습니다. 그래도 내일 마무리할 일이 있어 수위를 적당히 조절하고 모텔로 향한 두 사람. 김 과장은 방에 들어가자마자 후다닥 씻고는 바로 곯아떨어졌습니다.

평소 잠이 들 때까지 걸리는 시간이 길지 않은 창수 씨지만, 이상하게도 출장만 오면 늦은 밤까지도 정신이 말똥말똥했는데, 바뀐 잠자리에 민감해서라기보다는 웬만해서는 내려올 일 없는 지방에서 이대로 자버리는 건 시간이 아깝지 않은가 하는 생각 때문이었습니다. 하지만 이미 날은 저물었고, 이 시간에 관광객 모드로 할 수 있는 일은 없었기에 모텔 주변을 산책하는 정도로 아쉬움을 달래고 숙소로 돌아왔습니다. 그런데 열쇠로 문을 열고 방으로 들어선 순간, 창수 씨는 자신의 귀를 의심했습니다. 잠든 지 2시간쯤 됐을 김 과장이, 맹렬한 기세로, 장판이 떨릴 정도의 진동으로 코를 골고 있는 게 아닌가요. 지금껏 살면서 이 정도로 코를 고는 사람은 본 일이 없었던 그는 아연실색

했습니다. 그래도 중단 없이 계속 코를 고는 건 물리적으로 불가능하다는 기대를 안고 이부자리를 폈습니다. 그렇게 10분, 20분이 지났을까요. 한순간 코골이가 잦아드나 싶었는데, 과장의 숨소리마저 들리지 않는 듯해 놀란 나머지 일어나 그쪽을 살폈습니다. 이윽고 어둠 속에서 캑캑하는 소리와 함께 푸드덕 뭔가 떨리는 소리를 내며 과장이 숨을 내뱉었습니다. '휴, 죽은 건 아니구나' 안도하며 다시 누웠지만, 창수 씨는 신경이 쓰여 도무지 잠을 잘 수가 없었습니다. 소리도 소리지만 아까 같은 일이 또 벌어지면 어쩌나 싶어 맘 편히 잠을 청할 수가 없었던 겁니다. 전전반측. 말 그대로 이부자리에서 엎치락뒤치락하며 무사히 아침이 오기를 빌었습니다.

다음날 아침, 아무 일 없었다는 듯 일과를 시작하는 김 과장을 보며 창수 씨는 가슴을 쓸어내리는 동시에 '얘기해, 말아?' 하는 갈등으로 고민했는데, 결론을 내릴 새도 없이 그날의 업무를 처리하느라 하루가 훌쩍 가버렸습니다. 이후 김 과장이 회사를 그만둘 때까지 몇 번의 출장에 동행하긴 했지만, 그때처럼 1박까지 한 일은 없어 그날의 코골이가 김 과장의 잠버릇인지를 확인할 기회는 얻지 못했습니다.

#아내가 입을 열다

코골이에 대한 아내의 지청구를 말려 볼 요량으로 이 얘기를 했더니, 아내는 눈까지 빛내며 창수 씨에게 "내가 이제 와 하는 얘기지만…" 하고 조심스레 운을 뗐습니다.

"당신 코골이가 딱 그 김 과장 수준이야. 나도 매일 밤 그런 걱정을 하면서 잠을 청한다고. 듣기로는 살이 찌는 것도 원인 중 하나라 던데, 당신 내가 보기엔 작년보다도 5kg은 는 것 같아. 그러니 우리 사 귀던 시절보다 몇 kg이나 더 찐 거야?"

그리고 나이가 들수록 기초대사량이 떨어지니 일일 섭취 열량 을 낮춰야 한다는 등 평소 같은 일장연설을 이어가던 아내가 그 끝에 이렇게 덧붙입니다.

"당신도 옆에서 들어 봤잖아? 그렇다면 지금처럼 손 놓고 있을 문제가 아니란 걸 알 텐데?"

코골이를 교정할 수 있다면

어쩌다 이런 문제를 고민하는 팔자(?)가 되었나를 탄식하는 것 도 잠시, 창수 씨는 본격적으로 움직이기 시작했습니다. 요즘처럼 인 터넷이 발달한 시대에 몰라서 못 한다는 건 변명이 될 수 없다는 생각 도 했습니다. 검색창에 '코골이'라고 쳐서 나오는 블로그며 웹 문서들 을 시간을 들여 꼼꼼히 읽어 나갔습니다. 그러던 중 알게 된 사실은 코 골이와 짝지어 빈번히 등장하는 단어 중에 '수면무호흡'이라는 처음 들어보는 용어가 있다는 것이었습니다. 일주일 정도 공들여 정보를 추 렸고, 치료 성공 사례들에 자극받기도 했습니다. 10년 전의 과장님을 떠올리며, 여전히 코를 골고 있다면 그와 이 정보를 공유하면 얼마나 좋을까 하는 실현 불가능한 상상까지 해가며, 창수 씨는 한껏 고무되 었습니다.

#창수 씨, 번호를 누르다

최종 후보로 뽑은 수면 클리닉 두 곳에 창수 씨는 차례로 전화를 걸었습니다. 먼저 조사한 것도 있고 해서 전화를 받은 직원에게 자신의 증상이 오랜 치료를 요구하는 수준인지 조심스레 물었는데, 그가 설명한 일련의 증상은 코골이와 수면무호흡으로 내원한 환자들이 갖는 통상적인 증상이라는 답이 돌아왔습니다. 하지만 증상이 비슷해도 수면검사와 기도 구조를 보는 이비인후과 검사를 통해 치료방식은 개인별로 달라질 수 있다고 말합니다. 이때 선택될 수 있는 것으로 수술, 양압기 치료, 구강 내 장치 등이 있다고 덧붙였습니다. 통화를 끝낸 창수 씨는 수면 전문의가 있는 곳, 그리고 회사와 조금이라도 가까운 곳이라는 기준으로 두 클리닉 중 하나를 선택했습니다. 클리닉에서 잠을 자면서 수면 패턴을 봐야 하기에 이를 마치고 출근하려면 그편이 낫다고 보았습니다. 여기까지 정한 뒤, 창수 씨는 아내에게 결과를 알렸습니다.

#질문지를 받아 들고

먼젓번 통화에서 간호사가 기혼이라면 배우자와 함께 오는 게 진찰에 큰 도움이 된다고 한 것도 있고, 창수 씨의 코골이가 아내의 수면 질 저하에 직접적인 영향을 끼치고 있는바, 아내에게도 큰 문제였기에 부부는 예약 날짜에 맞춰 반나절 휴가를 내기로 합니다.

클리닉이 위치한 건물 앞에서 부부는 만났습니다. 아내는 어째 흥분한 모양새입니다. 유리문을 밀고 나란히 클리닉에 들어선 두 사람. 창수 씨는 방문을 알리고 간호사가 건넨 질문지부터 작성하기 시작했습니다. 옆에서 자꾸만 아내가 끼어드는 게 거슬렸지만, 그래도 병원에 함께 온 건 다행이라는 생각이 들었습니다. 질문지에는 이름이 있었습니다. 낮 동안 졸음 정도를 평가하는 '엡워스 졸음증 척도'가 그 것인데, 코골이와 관련된 몇 가지 항목을 담고 있습니다. 아내의 말을 적당히 흘려들으며 질문지 지시에 따라 기입해 놓고 보니, 자신이 겪는 증상 상당수가 들어 있었습니다. 무심코 넘겨버린 증상들이 코골이, 수면무호흡증과 연관된 것들이었다는 사실에 그는 조금 놀랐습니다. 질문지를 간호사에게 주고 잠시 기다렸을까, 간호사가 창수 씨 이름을 부릅니다. 긴장과 두근거림을 안고 부부는 진찰실로 걸음을 옮겼습니다.

진찰실로 들어간 부부

팔다리가 부러지지 않는 이상 내가 병원 올 일이 뭐 있겠느냐고 큰소리쳐온 창수 씨. 그런 남편의 코골이가 아니었다면 결코 문턱을 넘을 일 없을 곳에 와 있는 창수 씨 아내. 두 사람 모두에게 이는 새로운 경험이었습니다. 그들이 자리에 앉기를 기다려 수면 클리닉 의사는 앞서 작성한 질문지 내용을 토대로 문진에 들어갔습니다.

수면 클리닉 의사 일단 수면 양상 전반을 체크하겠습니다. 자다가 자주 깨고 아침에 입이 마르는 경우가 있었나요?

창수 씨 네, 자주는 아니지만 있었습니다.

수면 클리닉 의사 자는 도중 숨을 안 쉬기도 했다는 말을 아내분이 처음

하신 게 언제였는지 기억하시나요?

창수 씨 코 고는 것에 대해선 결혼 생활 절반 이상 동안 잔소리를 들었지만, 숨을 안 쉬는 얘기가 나온 건 최근 1년 사이였을 겁니다. (창수 씨가 살짝 아내 눈치를 봅니다)

창수 씨 아내 이이가 최근 2년 사이 체중이 5kg쯤 늘었거든요. 근래 숨을 멈추는 일이 잦은 건 몸무게 탓일 수 있다고 하니, 새겨듣지 않아요. 이 사람.

수면 클리닉 의사 예. 아내분 말씀이 맞습니다. '전적으로 체중 때문이다'라고는 못 하지만, 현재 나타나는 증상은 체중 증가와도 일정 부분 관계가 있습니다. 술을 좀 하시나요? 그렇다면 음주 후에는 어떻습니까?

창수 씨가 입술을 떼려던 찰나, 아내가 대답을 가로채 갑니다.

창수 씨 아내 그런 날은 말도 못 하죠. 이 사람 주량이 많진 않은데, 본인 주량을 넘겼건 아니 건, 어쨌거나 알코올이 들어가면 훨씬 요란해지는 건 분명해요.

수면 클리닉 의사 (창수 씨 쪽을 향해) 그런 날은 옆으로 누워 자면 코골이가 조금 덜해지지 않던가요?

창수 씨 예, 그랬던 기억이 나네요.

이어서 전문의가 창수 씨 코와 구강을 검진했습니다. 그리고 창수 씨는 단순 코골이가 아니라 수면무호흡증일 가능성이 매우 크며, 정확한 진단을 위해서는 수면다원검사를 받아 봐야 한다고 말했습니다.

수면 클리닉 의사 수면무호흡을 단순하게 봐서는 곤란합니다. 코골이 자체가 뇌에 주는 영향도 상당하지만, 수면무호흡이 오고 산소가 제때 뇌로 가지 못하면, 그리고 이게 반복되면, 우리 뇌는 조금씩 망가지게 됩니다. 뇌와 더불어 인체에서 연료를 가장 많이 쓰는 심장도 마찬가지입니다. 코를 심하게 고는 사람은 그렇지 않은 사람보다 심장발작을 일으킬 확률이 무려 34%나 높아진다는 헝가리 연구 결과도 있었죠. 이 연구에 따르면 뇌졸중의 경우는 67%나 더 올라간다고 합니다. 무엇보다 중요한 건, 그리고 당장에 실행에 옮길 수 있는 건, 체중 감량입니다. 코골이 환자의 80%가 비만이거든요. 창수 씨 같은 경우는 딱 보자마자 비만이라는 인상을 줄 정도는 아니지만, 본인의 신체 구조상 지금의 몸무게는 분명 과체중인 겁니다. 그래서 최근의 무호흡도 나타난 거고요.

창수 씨 아내가 모든 걸 이해하겠다는 양 고개를 끄덕입니다. 부부는 수면다원검사를 위한 날짜를 정하고 진찰실을 나왔습니다. 막 첫 번째 단계를 통과한 것입니다.

새로운 체험, 수면다원검사

창수 씨가 코골이 때문에 병원에 갔던 이야기를 하자 회사 사람들이 올해 들어 내린 결정 중 가장 탁월한 게 아니냐면서, 놀리는 건지 칭찬인지 모를 말을 한마디씩 했습니다. 그리고 검사를 예약한 날, 정시 퇴근을 하고 이번엔 혼자서 저녁 7시에 맞춰 클리닉을 찾았습니다. 먼저 수면 기사의 안내를 받아 검사실을 배정받았습니다. 안으로 들어가니 1인 병실 크기의 방에 비교적 큰 침대와 작은 옷장, 테이블이 눈에 들어옵니다. 또 검사용 센서로 짐작되는 연결 장치가 보이고, 주변이 어두워도 녹화가 가능한 적외선 카메라가 설치돼 있다고 수면 기사는 말합니다.

환복을 지시받은 창수 씨가 잠옷으로 갈아입고 오자, 수면 기사는 그에게 수면검사 감지기를 부착하기 시작합니다. 머리, 눈 주위, 턱, 가슴, 다리에 전극을 붙이고, 가슴과 배에는 호흡을 감지하는 띠를 두르고, 코앞에 호흡을 측정하는 센서를 붙입니다. 손가락에 부착한 센서로는 몸속 산소 농도를 측정하게 된다고 기사가 설명했습니다.

이윽고 창수 씨가 침대에 눕자, 감지기 작동 상태를 확인하기 위해 수면 기사는 몇 가지 테스트를 시행하고는 검사실 불을 끕니다. 검사가 시작된 것입니다. 차광이 확실한 검사실은 잠자기 좋게 어두웠으며 주변 소음도 거의 들리지 않았습니다. 그러나 어째서인지 잠을 청하기는 쉽지 않았습니다. '지금은 검사 중'이란 사실을 지나치게 의식해서일까요? 온갖 잡다한 생각들이 창수 씨 머릿속에서 맴돕니다. 이 모든 일의 도화선이 된 10년 전의 출장과 이탈리아제 사철기, 그날 먹은 저녁, 과장과 나누던 대화, '지축을 뒤흔드는' 과장의 코 고는 소리에 아연실색하던 현재의 과장인 10년 전의 그가 오묘한 조화로 책등을 실로 꿰는 사철기처럼 엮이고 엮입니다. 잠이 얕게 들었나 싶다가도 이내 깼나 싶은 느낌이 반복되는 시간의 연속이었습니다.

그렇게 어찌어찌 8시간이 흘렀고, 창수 씨는 기사가 깨우는 소리에 일어났습니다. 아침 6시였습니다. 일단 자야 하니까 자긴 했는데, 아무리 생각해도 푹 잠든 기분이 아니어서 검사가 제대로 되지 않았으면 어쩌나 그가 걱정하니, 기사는 "비교적 잘 주무셨다"라고 말했습니다. 그리고 몸에 붙였던 센서를 기사가 하나씩 떼어내기를 기다렸다가 원내 샤워실에서 씻은 뒤 차후 방문 날짜를 확인하고 창수 씨는 그길로 회사로 향했습니다. 배가 몹시도 고픈 아침이었습니다.

#다시 찾은 클리닉에서

검사 후 수면 클리닉을 다시 찾은 창수 씨는 결과에 대한 수면 클리닉 의사의 설명을 들었습니다. 하룻밤 동안 자신의 수면이 어떤 상태에 있는지를 한 장의 그림으로 보니, 그렇게 이해가 쉬울 수 없었습니다. 이제 내가 모르면 존재하지 않는 것이란 변명은 할 수 없게 된 것입니다.

예상대로 그는 코골이가 심한 편으로, 10초 이상 숨이 멈추는 무호흡도 시간당 40회 정도 나타나고 있었습니다. 전문의는 컴퓨터에 저장된 검사 기록 중 코골이, 수면무호흡, 수면 자세 등을 보여주었으며, 창수 씨는 '드디어' 본인의 수면 상태를 눈으로 확인할 수 있었습니다.

수면무호흡에 대해서는 전문의에게서 구강과 인후 구조 등을 살펴보는 추가 진찰을 받았습니다. 그는 혀가 두껍고 기도가 좁은 데다, 편도는 크지 않고 턱도 작은 편은 아니라고 했습니다. 전문의는 이런 경우 수면무호흡 치료를 위한 수술 적응에 해당하지 않는다고 했습니다.

창수 씨 한국에서 코골이를 치료하는 일반적인 방법은 수술인 줄 알았는데, 아닌가요? 사실 제가 병원 오기 전에 조사를 좀 했거든요. 수술해도 재발한다고 별로 권하지 않는 사람도 있긴 했지만, 정말 저한테는 수술이 효과가 없나요?

수면 클리닉 의사 창수 씨의 경우엔 그렇습니다. 코골이·수면무호흡증은 여러 기도 구조물이 복잡하게 작용한 결과입니다. 비염이나 코 막힘이 심한 사람, 편도가 큰 사람, 목젖이나 연구개가 긴 사람, 혀가 두꺼운 사람, 아래턱이 작고 뒤로 밀려 있어 혀 뒤 공간이 좁은 사람, 비만으로 기도 주위 조직에 지방이 많아 숨길이 좁아진 사람 등 양상이 다양합니다.

하지만 수술로 치료 가능한 영역이라고 해야 코 막힘이나 편도, 연구개 등 부드러운 조직을 잘라내는 것까지입니다. 드물게 턱뼈를 잘라 혀나 턱을 앞으로 빼내고 기도 주변 공간을 넓혀주는 수술이 시행되기는 하지만, 치료 성공률이 낮고 1~2년 지나면 재발하는 데다, 수술 과정도 위험하고 부작용이 커서 미국 등 외국에서는 거의 하지 않습니다. 다만 기도 구조상 편도가 크고 코 막힘이 심한 경우, 수면무호흡이 심하지 않고 코골이가 심하면 수술이 도움이 됩니다. 그러나 예상할 수 있다시피 이런 조건에 딱 맞아떨어지는 사람은 아주 많지 않습니다. 그러니 수술을 일반적인 치료라 보기는 어렵지요.

그래도 한국에서는 비교적 수술이 많은 편입니다. '코골이 수술'이라는 것은 단순히 코골만 치료하는 게 아닌, 수면무호흡증도 함께 치료하는 것입니다. 한국에서는 수면검사를 통해 수면무호흡증으로 진단된 경우에만 수술이 건강보험 적용을 받거든요. 그래서 수술에 대한 환자의 경제적 부담이 적습니다. 반면 수면무호흡증에 대한 대표적인 '비수술적 치료'인 양압술은 안타깝게도 보험 적용 대상이 아니고, 잘 알려지지 않아 널리 시행되지는 않는 편입니다.

창수 씨 그렇다면 제게 맞는 치료는 말씀하신 그 '비수술적 치료'라는 건가요?

수면 클리닉 의사 네. 상기도 양압술이라는 겁니다. 수면검사 결과를 보면 창수 씨는 1시간에 40회 이상 수면무호흡이 나타나서 심한 수면무호흡증으로 진단됐습니다. 또 기도 구조상 혀가 두껍고 기도가 좁은 유형입니다. 목도 굵고 짧은 축에 속하고 과체중이죠. 편도는 작아서 수술이 필요한 수준은 아니고 아래턱은 비교적 큰 편입니다. 이런 경우에는 상기도 양압술 치료가 가장 효과적이죠.

창수 씨 상기도 양압술이라….

수면 클리닉 의사 양압술은 코로 일정한 압력을 불어 넣어 기도가 막히는 것을 뚫어 주는 치료법인데요. 중간 이상 수면무호흡 치료에 가장 효과적인 방법이라고 할 수 있습니다.

안경을 맞추기 전 시력을 측정하듯, 상기도 양압술 치료에 들어가기 전 환자에게 맞는 적정압력을 정하는 게 중요합니다. 앞으로 압력 처방검사라는 걸 한 번 더 할 텐데요. 이번에는 '양압기'에 연결된 마스크를 착용하고 전처럼 수면 검사실에서 하룻밤 주무시는 겁니다. 양압기는 (등 뒤 책장에 세워 둔 관이 연결된 마스크 같은 걸 가리키고는) 저렇게 생긴 가정용 의료기기입니다.

작동 원리는 이렇습니다. 먼저 양압기로 일정한 압력의 공기를 만듭니다. 이 공기를 환자 코에 씌운 마스크와 연결된 튜브를 통해 환자의 기도로 넣게 되는데, 목젖, 연구개, 혀 등 숨길을 막는 구조물을 벌려 숨 막힘 없이 잠을 잘 수 있도록 해 주는 겁니다. 이렇게 숨길을 여는 데 필요한 압력은 사람마다 다르므로 그 적정압력을 찾는 검사가 필요한 거지요. 검사실에서 하룻밤 동안 마스크를 착용하고 주무시면 수면 기사가 적정압력이 얼마인지 측정할 겁니다. 이렇게 얻어진 값을 다음 내원 때 제가 양압기에 입력해 드리면, 이 사진에서처럼 가정에서 사용하시면 됩니다.

창수 씨 사진을 보면 마스크를 쓰고 자는 게 불편하지 않을까 싶은데요. 양압기는 매일 사용해야 하는 건가요?

수면 클리닉 의사 양압기를 처음 접하는 분들은 그런 걱정을 하시지요. 하지만 양압기 사용으로 수면 중 호흡곤란이 해소되면 전보다 깊고 편안하게 주무실 수 있습니다. 누구든(무엇이든) 처음에는 적응 기간이 필요한 법입니다. 하지만 시간이 지나면 그런 불편감은 줄고 익숙해지게 되죠. 사용하고 한두 달 정도 지났을까, 양압기 없인 잠을 잘 수 없다고 하는 분도 있었습니다. 그리고 양압기는 매일 사용하는 것이 가장 좋습니다. 여건상 그게 불가능한 경우도 물론 있을 겁니다. 10일 기준으로 적어도 7일 이상 사용하되, 하루에 4시간 이상 사용하면 수면무호흡증으로 인한 심각한 합병증을 막을 수 있습니다.

양압기와 보낸 하룻밤

드디어 압력 처방검사를 받는 날입니다. 수면다원검사 때처럼 여러 종류의 센서를 붙이고 검사실에서 잠을 자면 되는데, 이번에는 양압기에 연결된 마스크가 하나 더해집니다. 검사는 잠을 자는 동안 창수 씨에게 무호흡이 나타나면 검사실 밖에서 모니터 중인 수면 기사가 일정한 원칙에 따라 조금씩 양압기의 압력을 높여 무호흡이 완전히 사라지는 최적 압력을 찾는 식으로 진행됩니다. 무사히 검사를 마친 창수 씨는 이날 잠에서 깼을 때 전에 없이 머리가 맑고 기분이 상쾌한 것을 느꼈습니다. 며칠 후 압력 처방검사 결과를 확인하고 양압기 처방을 받기 위해 창수 씨는 다시 수면 클리닉을 찾았습니다.

수면 클리닉 의사 검사는 어떠셨나요? 예상하신 대로 마스크가 불편하던가요?

창수 씨 센서를 붙이고 마스크까지 쓰고 자는 게 불편하지 않았다고는 못 하겠죠. 그래도 이전과 비교할 때 잠은 잘 잔 것 같습니다. 아침에 일어날 때 기분이 상쾌했고 낮에 내내 졸음도 거의 느끼지 않았습니다. 역시 양압기가 도움이 됐던 거겠죠?

수면 클리닉 의사 검사 결과지를 보면 전과 견줄 때 수면 중 호흡이 멈추는 현상은 완전히 없어졌습니다. 더불어 수면 중 산소가 부족해지는 현상도 사라졌습니다. 그래서 더 깊은 수면이 가능했고, 뇌와 몸 전체로 산소 공급이 잘 되니까, 자는 동안 누적된 피로에서 완전히 회복될 수 있었을 겁니다.

창수 씨 표를 보니 치료가 잘 된 것 같은데요.

수면 클리닉 의사 예, 전망이 밝습니다. 이제부터는 시간과 싸움이지요. 조급한 마음을 먹지 마시고 꾸준히 양압기를 사용하시면 됩니다. 그럼 검사로 얻은 압력 값을 양압기에 입력해 댁에서 사용하실 수 있도록 해드리겠습니다.

끝으로 꼭 드리고 싶은 말씀은, 치료를 시작했다고 양압기에만 의존한 채 본인의 노력으로 바꿀 수 있는 요인들을 관리하지 않는 우를 범하지 말라는 겁니다. 100세 시대니 어쩌니 해도 아직 건강수명까지 길어졌다고는 볼 수 없습니다. 현재의 나이 마흔이 십 년 전의 서른 같은 대접을 받는다 해도 그건 사람들의 통념이 바뀐 것일 뿐, 우리 몸은 그때나 지금이나 같은 속도로 늙어 갑니다. 그러니 나이와 신장에 맞는 적정 체중 유지에 늘 신경 쓰시고, 본인에게 맞는 유산소 운동을 하나 정도 정해서 규칙적으로 하시기 바랍니다.

수면 클리닉 의사에게서 양압기 사용법을 배운 창수 씨. 이제 잠자리에 들기 전 해야 할 일이 하나 늘었습니다. 바로 양압기 챙기기! 양압기를 사용하면서 업무 시간에 밀려오던 졸음이 확실히 줄어들었습니다. 얼마가 흘렀을까, 아내의 푸념이 들리지 않는 아침을 맞게 되었으며, 나이 탓으로 돌리던 기억력도 차츰 나아지는 걸 느꼈습니다. 이제 남은 것은 회사 사람들을 대상으로 한 최종 실험(?)뿐. 다음번 워크숍 때는 달라진 과장님을 보여주겠노라 그는 벌써 벼르고 있습니다.

부록 2.
양압기 치료를 통한 코골이 극복 후기

아랫글은 필자가 운영하는 수면 클리닉에서 양압기 치료를 받은 분들이 남긴 글입니다. 치료 과정과 양압기 치료를 통해서 도움을 받은 점, 느낀 점 등을 기록한 것입니다. 양압기 치료가 아직은 국내에서 생소하며 주변에 양압기 치료를 받은 사람들도 드물어서 환자 관점에서 양압기 치료에 대해서 어떻게 느끼는가 하는 것에 대해 이 글들을 통해 접하실 수 있을 것입니다. 귀중한 치료 후기를 남겨주신 분들께 다시 한번 감사드립니다.

40대 중반 남성

제가 수면센터를 찾은 건 약 5개월 전으로 수개월 전부터 머리가 어지럽고 현기증과 눈의 근육이 풀린 것과 같은 증상이 지속했기 때문이었습니다. 오랜 기간의 컴퓨터를 사용한 작업과 수면 부족, 그리고 엄청난 정도의 스트레스로 급기야 복시현상까지 보여 응급실까지 갔었습니다. 검사 결과 다른 곳은 이상 없고 코골이 검사를 받아보라는 의사 선생님의 권유로 수면 클리닉을 찾게 되었습니다.

수면다원검사를 통해 코골이 증상이 있는 것으로 나타났고 수면 시 산소 부족 현상도 있는 것으로 나타났습니다. 수면센터에서 양압기를 구입해 사용한 지 5개월. 잠자리가 편해졌고 짧은 시간을 자더라도 숙면을 할 수 있게 되었습니다. 저는 특히 몸이 지치고 많이 피곤한 날은 보통 때보다 몇 배 더 코를 심하게 골아서 아내조차 옆방으로 옮겨 갈 정도였습니다. 그런데 그렇게 피곤한 날조차도 양압기를 통해 저의 코로 주입되는 공기가 저의 폐 깊숙이 전달되고 제 온몸 마디마디까지 혈액을 통해 산소가 전달되는 느낌이 들 정도로 몸이 상쾌해졌습니다. 머리가 맑아졌고 눈의 풀림과 피로감이 현저하게 줄어들기 시작했습니다. 현기증과 아지랑이가 보이는 현상이 없어졌고 과거에는 시야가 답답하고 좁아지는 현상도 있었는데 그 또한 언제 그랬느냐는 듯이 깨끗이 사라졌습니다. 과연 어떤 사용자가 말한 대로 잠을 잘 때마다 구름 위를 산책하는 것처럼 몸이 편안했습니다. 가장 걸리는 부분이 양압기의 청소 문제였는데 그 또한 사용해보니 생각만큼 귀찮고 불편하지 않았습니다. 아침마다 양압기 마스크의 겉 부분과 속 안의 실리콘 재질 패드를 비눗물로 닦고 물로 씻어내는 데에는 5분이 채 걸리지 않았으며 양압기에 부속된 작은 가습기 통은 물로 깨끗이 씻어내면 되었습니다. 그리고 일주일에 한 번 호스를 비눗물로 청소해주는 번거로움만 감수할 수 있다면 양압기는 일평생 안경을 끼고 살아가는 것이 편안하듯 그렇게 편안하게 함께할 수 있는 도구인 것 같습니다. 양압기 호스의 청소조차 5~10분 이내에 끝낼 수 있습니다. 이렇게 양압기를 사용해본 후 실질적으로 느끼는 편리함 때문에 양압기 사용을 고려하시는 모든 분께 적극적으로 추천합니다. 부디 많은 분이 이것을 사용하셔서 코골이로 인한 각종 부작용을 씻은 듯이 날려 보낼 수 있기를 간절히 바랍니다.

#30대 초반 남성

양압기 사용 후 첫날은 조금 불편함을 느끼며 잤으나 아침에 컨디션은 이전과 확연히 다르다는 걸 느꼈고, 둘째 날부터는 그다지 불편함도 느끼지 못하였고 정말 편히 잠을 자고 있습니다. 예전엔 주말이면 10~12시간 잠을 자도 피곤하고 그랬는데 현재는 아무리 많이 자려고 해도 8시간 이상 잠이 안 오고 낮에 졸리던 것이 완전히 사라졌습니다. 그전에 코골이와 무호흡이 심할 때 늘 아침이면 목이 아프고 바로 누워서는 숨도 쉬기가 불편했는데 그것도 완전히 없어졌고 잘 때 옆에 있던 사람도 얘기하길 코도 전혀 골지 않았다고 합니다.

개인적으로 양압기에 물 채우고 얼굴에 마스크를 뒤집어쓰는 것은 약간의 귀찮음이 있을 수 있지만 이젠 양압기 없이 잠을 자면 안 되겠다는 생각이 들 정도로 아주 만족합니다.

참고로 저는 무호흡이 80초 이상 가는 정말 위험한 상태였습니다. 검사 후 제 자신이 자는 모습을 보고 어찌나 불쌍하던지…. 저는 양압기가 필수입니다.

#40대 남성

평소 어지러움과 수면 중 두통이 있어서 여러 병원에 다녔으나 원인을 알 수 없었습니다. 우연히 수면무호흡 때문인가 TV에서 보고 수면센터를 찾았습니다. 수면다원검사 후 심한 수면무호흡증이라 하여 양압기 사용 처방을 받았는데 망설여졌습니다.

평생 양압기를 사용하는 것도 문제고 일차적으로 비용도 만만치 않았습니다. 처음에는 신기하여 양압기를 사용하였으나 지금은 잘 사용하고 있으며 한 번 자면 6시간 정도 숙면을 하게 되며 꿈도 거의 꾸지 않습니다. 외과적 수술 없이 수면이 개선되어 기쁩니다. 양압기 사용에 주저하지 않으시는 것을 권장합니다.

#50대 남성

처음 수면센터에 방문 시는 수술을 하려고 했는데, 검사 결과를 보고 난 후 수술보다는 수면 마스크를 권유받고 잠자는 나의 모습을 상상하니 많이 망설여졌었습니다. 이제 약 1년여를 사용하여 보니

1. 깊은 수면을 할 수 있어 아침에 머리가 개운합니다. 어쩌다 마스크를 사용하지 못한 경우 두통 등 심한 차이를 느낍니다.

2. 집사람도 내 코골이 무호흡 등으로 수면에 방해를 받지 않아 오히려 지금은 착용을 권하고 있습니다.

#50대 남성

남편이 양압기를 사용한 지 벌써 1년이 다 되어갑니다. 코 고는 소리는 신혼 초부터 익숙해진 상태라 별다른 걱정을 하지 않았지만, 나이가 들면서는 수면무호흡 증상이 심각해져 옆에서 자는 제가 잠을 이루지 못할 정도였습니다. 날이 갈수록 무호흡 시간이 길어지고 빈번해져 무언가 조치를 해야겠다고 생각하고 수면센터를 찾아가 상담을 해본 결과, 수술도 있고 치아에 끼우는 틀니 비슷한 장치도 있으나 가

장 안전하고 효과적인 방법은 양압기 사용이라는 사실을 알게 되었습니다. 양압기를 구입하기 전에 수면검사를 해봤더니 밤새 수면무호흡으로 심장에 무리가 가서 아침에는 평상시 혈압보다 훨씬 높은 혈압 수치가 나왔습니다. 그뿐만 아니라 무호흡으로 인해 스트레스 호르몬이 많이 분비되어 췌장에 악영향을 주고 당뇨병으로까지 이어진다는 사실을 깨닫게 되었습니다. 양압기를 구입해 놓고 혹시나 남편이 거추장스럽다고 이용을 하지 않으면 어쩌나 내심 걱정을 했으나, 해외 출장 때도 반드시 챙겨갈 정도로 열심히 사용하고 있습니다. 양압기 사용 후 혈색도 좋아졌고 몸 상태도 훨씬 개운해졌다고 합니다. 옆에서 자는 저도 마음 편히 잘 수 있게 되었고요.

뒤늦게나마 양압기 덕분에 남편의 건강을 챙길 수 있어서 다행이라고 생각합니다.

40대 남성

코골이 무호흡 때문에 수면다원검사를 받았는데 무호흡 시간이 길어서 구조상 수술은 별 효과를 못 본다고 의사 선생님께서 양압기 사용을 권유하셨습니다.

바로 결심이 서지 않아 망설이다 3개월 후 다시 병원을 방문하여 입원해서 양압기 장착 후 잠을 청했습니다.

1시간 정도 후 기계의 무게감이 느껴져서 잠을 깨게 되었고 뺐다 꼈다 몇 번을 하다 답답해서 안 쓰겠다 포기를 했는데 수면 기사가 다른 기계(마스크)를 끼워주며 한 번만 참아보라고 했습니다. 훨씬 가벼워진 느낌에 아침까지 잠을 잘 수 있었습니다.

그런데 얼굴에 생긴 자국 때문에 코에만 끼는 양압기를 구입해서 2주간 사용했는데 익숙지 않아 잠들기가 쉽지 않았고, 나중엔 가슴이 답답하기까지 해서 2~3시간만 사용을 했습니다.

담당 선생님께 말씀을 드렸더니 먼저 병원에서 사용한 기계를 한번 사용해보라고 하셨습니다. 이번엔 인내력을 가지고 사용해보려 합니다. 친절하게 대응해 주시고 기계도 바꿔주신 선생님께 감사드립니다.

50대 여성

처음 양압이라는 기계를 접했을 때 많이 부담스럽고 꼭 양압기를 하고 잠을, 그것도 평생을 하고 잠을 자야 한다는 것이 아주 서럽고 슬픈 마음이 들었지만, 지금은 너무 좋습니다. 잠을 자고 나면 몸이 가볍고 개운한 느낌이 듭니다. 제가 혈압도 있는데 혈압 조절도 잘 되고, 피부도 많이 좋아진 것 같습니다. 적응이 안 될 때 조금 불편하고 하지만 지금은 불편함이 없습니다. 잠도 잘 자고요.

50대 후반 남성

언제부터인지 기억은 안 나지만 30대로 접어들면서부터라고 생각되니 거의 30년이 되어가는 시간 동안 가족들 사이에서 제 코골이 습관은 그야말로 가족이니까 견딜 수 있었던 고통이었다고 생각됩니다.

흔히 구들장이 울린다는 표현을 하죠? 트럭이 지나갈 때의 진동과 소음이 제 코골이로 생각될 정도라고 하니 겪어보지 않은 사람들은 이해하기 힘들 정도의 고통이었습니다.

예전에 어떤 해외토픽을 보니 영국의 어느 부부도 남편이 몇십 년 동안 코골이가 심했는데 알고 보니 아내 한쪽 귀의 청력이 거의 상실될 정도였다고 하니 저뿐만 아니라 가족, 특히 집사람의 고통은 이루 말할 수 없었을 정도였습니다.

가족들도 마찬가지지만 코골이 때문에 힘든 건 사실 저 자신이었습니다. 평상시에도 수면 시간은 꽤 긴 편이었지만 자고 일어나도 피곤이 남아 있고 목에 침이 넘어가지도 않고 입이 마르고 뒷맛이 개운치 않았습니다. 더구나 술을 한잔하든가 몸이 피곤한 날이면 코골이가 심해져서인지 몸도 무겁고 머리도 무거운 것이 수면 시간만큼 피곤이 풀리지 않아 만성피로를 달고 살았습니다.

예전에 수술을 통한 치료법이 있다는 소리는 들었지만, 몸에 칼을 댄다는 생각과 재발의 우려도 크다는 얘기에 수술을 망설이고 있을 때였습니다.

우리 집 앞 수면센터에서 검사 후 양압기를 통한 치료법은 개인의 증상별로 맞춤 치료가 가능하고 수술과는 달리 바로 일상생활을 할 수도 있으며, 재발의 위험도 없다는 얘기에 용기를 내어 수면검사 후 양압기를 사용해 보기로 했습니다.

처음엔 밤새 산소호흡기 같은 기구를 차고 잔다는 사실이 익숙지 않고 불편하게 느껴졌지만, 지금은 한마디로 대만족하며 지내고 있습니다.

일단 가족들 사이에서 원성이 자자하던 제 코골이가 없어진 것이 가장 좋았고, 둘째로 늘 피곤하던 몸이 거짓말처럼 상쾌해졌다는 점입니다. 상쾌한 공기를 자는 동안 들이마시고 코골이를 하지 않으니 수면 중에 무의식적으로 피곤하던 몸이 건강해지는 건 당연한지도 모릅니다. 더구나 기구를 착용하고 자는 게 익숙해지면서 수면 자세가 일정하게 유지되면서 예전에 이리저리 뒤척이며 자던 수면습관도 개선된 점이 또 하나의 선물이 아닌가 합니다.

양압기를 사용하면서 아쉬운 점은 딱 하나입니다. 조금만 더 일찍 사용했으면 더 젊었을 때부터 건강한 수면이 가능했을 텐데 하는 아쉬움입니다. 요즘 들어 지인에게 양압기 사용을 권하는 전도사가 되어 친구들 사이에서는 제가 이쪽 분야 사업을 하는 것처럼 오해를 살 때가 있을 정도입니다.

사람이 살면서 1/3을 자면서 보낸다고 합니다. 좋은 것 먹고 운동 열심히 하는 사람들은 많지만, 전체 인생의 1/3을 보내는 수면 시간의 건강을 챙기는 사람은 의외로 적다고 생각합니다.

#50대 후반 남성

20여 년간 코골이 및 수면무호흡으로 아내와 주변 사람들에게 불편과 걱정을 주어 양압기 처방을 받아 사용한 지 3개월여 되었는데 처음에는 불편했으나 현재는 몸에 장신구 착용식으로 불편이 없으며 사용 효과는 항상 피로하고 앉으면 졸았으나 지금은 낮에 졸지 않고 덜 피로하고, 수면 중 깨는 횟수가 줄었으며 수면 시간이 단축되어도 덜 피로함. 또한, 비염으로 2~3일에 1회 약을 먹었으나, 지금은 비염약 복용을 하지 않고 Spray만 1일 1회 사용함. 향후 계속 착용으로 더 좋은 효과를 볼 것으로 기대합니다.

20대 남성

처음에는 수면무호흡증이라는 병명도 생소하였고 단지 코골이가 심한 정도로 알고 있었습니다. 그러나 아침에 일어나면 입이 마르고 푹 잔다는 느낌을 못 받기 시작할 무렵 여행이나 출장을 통해 주위 사람들로부터 수면 시 숨을 안 쉬고 숨넘어갈 것 같다는 얘기를 많이 듣고 치료를 결심했습니다.

수면 클리닉에서 수면다원검사 및 무호흡증이란 결과에 많이 놀라고 걱정되었습니다. 병원에서 양압기 치료 처방받고 3개월이 지난 지금 입 마름 현상은 현저히 줄어들고, 다음날 피곤함이나 숨쉬기 힘든 현상도 거의 없어졌습니다. 처음에 양압기에 적응하기 힘들어 많이 벗고 자기도 하고 잠자기도 힘들었지만, 지금은 잘 때도 거의 못 느끼고 잘 사용하고 있습니다.

50대 남성

코를 너무 심하게 골고(무호흡증도 있음) 야뇨증이 있어서 수면 클리닉을 찾게 되었습니다. 처음에 코골이 때문에 잠을 자도 피곤하고 자면서 소변을 지리는 현상이 있을지도 모른다는 의사 선생님 설명을 반신반의하게 되었습니다. 왜냐면 비뇨기과에서도 치료가 되지 않았기 때문이었습니다.

그 후 양압기를 하고 나서 위와 같은 증상은 거짓말처럼 해소되었고 잠도 편히 잘 수 있게 되었습니다.

40대 남성

안녕하세요, 저는 40세의 가정주부입니다. 결혼 후 남편의 심한 코골이로 너무 스트레스를 받은 끝에 인터넷에서 코골이 수술 전문 병원을 알아봐 수면 클리닉을 직접 찾게 되었습니다. 단순한 코골이로 알았던 신랑의 증상은 예상외로 심각한 수면무호흡이란 병명을 알게 되었지요.

수술은 전혀 도움이 되지 않을 정도로 심각한 상황으로 결국 정확한 검사를 바탕으로 양압기의 사용을 추천받게 되었습니다. 처음 양압기를 받았을 땐 불편해서 과연 사용할 수 있을까 했는데, 예상외로 저희 신랑은 아주 잘 착용하여 편안한 수면을 하게 되었습니다. 사용후에는 잠을 편안하게 잤다며….

평상시 머리만 닿으면 졸던 습관도 없어지고 피곤하다는 말도 덜 하게 되었답니다. 지금은 약 8개월째 접어들고 있는데 신랑은 애지중지 청소도 열심히 해가며 너무 좋아합니다.

20대 여성

수면센터 원장님과 수면 기사 선생님께서 저의 수면 패턴의 결과를 이해하기 쉽게 설명해 주셨습니다. 저에게 잘 맞는 양압기를 추천해 주셔서 잘 사용하고 있어서 질 높은 수면을 하고 있어 건강하게 잘 지내고 있습니다.

수면의 질이 사람의 건강에 얼마나 영향을 미치는지 깨닫게 되었습니다. 양압기 사용으로 활력 있는 삶을 살고 있어 기쁩니다.

1. 턱 테이프를 사용하니 목이 안 마르고 입안도 안 마르고 좋습니다.

2. 잠자고 나면 목덜미가 좀 아프고 문지르면 나아지고는 하는데 자세가 안 좋아서 그런지는 잘 모르겠습니다.

3. 양압기를 사용하니 잠을 잘 잘 수 있고 전립선 비대로 인한 밤 소변 횟수가 줄어든 것 같습니다. 2회에서 1회로 줄었음.

코골이 치료 경과보고 건

1. 코골이 처방은 **빠를수록** 좋습니다.

코골이로 인하여 아내가 잠을 제대로 잘 수 없다는 푸념을 들은 지가 너무 오래되다 보니 전날 잠을 잘 못 잤다고 짜증스럽게 이야기해도 그러려니 하고 대수롭지 않게 넘겨버리곤 했습니다. 그런데, 아내의 나이가 들어가면서 아프기 시작하고 건강이 안 좋아지는 곳이 나타나자 그런 푸념이 좀 진지하게 느껴지기 시작했고 나도 컨디션이 왠지 안 좋다는 느낌이 들던 어느 날 내가 죽기 전에 이 문제를 해결해야겠다는 생각으로 방법을 찾던 중 수면 클리닉을 알게 되어 치료 센터의 문을 두드렸습니다.

결과는 좀 더 일찍 병원을 찾아 과학적인 방법을 찾도록 했더라면 얼마나 좋았을까 하는 안타까움으로 가득 찰 정도로 일찍 코골이 문제 해결을 위한 노력을 하지 못했던 것을 후회하고 있습니다.

이 글을 읽으시는 분은 읽는 즉시 처방을 받아 대안을 마련하시어 저처럼 후회하지 마시기 바랍니다. 제가 혈압이 높아 어느 날부터 혈압약을 복용하게 되었는데 알고 보니 코골이가 그 원인 중 하나라는 사실도 뒤늦게 알게 된 것입니다. 내가 만일 일찍 이런 과학적인 방법을 알았더라면 나는 물론이고 아내도 지금보다 훨씬 더 건강하고 삶의 수준이나 방향도 달라져 있을 수도 있었을 것 같습니다.

2. 양압기 착용

원장님의 처방대로 양압기를 사용하기 시작하였습니다. 2번의 양압기 사용을 위한 입원 과정을 통해 나에게 적합한 사양을 처방받고 기기를 구매하여 착용하기 시작한 순간부터 숙면할 수가 있었습니다. 아내는 일단 코를 골지 않으니 자신이 잠을 자지 못해서 불편하게 느낀 것 이상으로 내가 무호흡 상태로 돌입하는 순간 옆에서 불안한 생활을 했던 것 같습니다.

일단 편안하게 잠을 자는 것을 보고 아내는 마음이 편해진 것 같았습니다. 양압기의 소리로 인하여 약간 불편한 것같이 보이기도 하였지만, 오랫동안 코골이에 대한 해결안을 마련하지 못했다가 드디어 대안을 찾게 되어 오히려 기뻐하였습니다. 나의 일과도 상쾌하고 가뿐한 마음으로 젊을 때처럼 시작할 수가 있게 되었으며 과거에 업무 중 졸리던 것도 사라졌습니다. 일을 많이 하여 피곤하여 졸리나 했었는데 알고 보니 코골이로 인하여 숙면을 하지 못한 결과가 오래되어 나타났던 현상 같습니다.

그러나, 호사다마라 했던가? 마냥 좋기만 한 것은 아닙니다. 양압기 착용 시 입을 벌리지 않아야 하는데 입에 반창고 같은 것으로 봉

하지 않으면 양압기 소리도 커질 뿐만 아니라 착용 결과 숙면도도 떨어지는 문제가 제기되었습니다. 아내의 불만은 양압기 착용 후 입으로 숨을 쉬게 되면 양압기 소리가 커지는 쪽으로 서서히 나타나기 시작한 것입니다. 따라서, 입을 봉하고 양압기를 착용하는 대신에 턱 끈을 구매하여 이를 착용하니 한결 좋아진 것도 같았는데 양압기와 턱 끈을 동시에 착용하는 것은 여간 불편한 것이 아닙니다.

60대 중반 남성

무호흡으로 혈압이 높아 약을 3가지를 먹고 있습니다. 혈압이 높아서 신장 기능이 나빠져서 투석하고 있습니다. 함께 침실을 쓰고 있는 처가 무호흡 때문에 불안하다는 권유로 무호흡 치료를 위해 인터넷을 이용하여 치료 회사를 찾아 수면 클리닉에서 검사를 받아 양압기를 쓰고 잠을 자는데 처음에는 수갑 차는 느낌이어서 거부감이 있었으나 아침이 되면 잠을 편안하게 자는 관계로 몸이 가벼워져 기분이 좋았습니다.

생각보다 양압기 착용이 거부반응이 없고 잠이 잘 와서 편안한 잠을 자는 관계로 밤이 되어도 두려움이 없어졌습니다. 양압기를 사용하거나 불면증으로 잠을 못 자고 어렵게 잠을 자다가도 중간에 잠에서 깨어 밤이 괴로워서 저녁만 되면 걱정부터 하였습니다. 양압기로 나의 생활이 즐거워졌고 혈압약도 3가지에서 2가지로 줄여 먹는데 혈압이 정상입니다.

다시 한번 양압기 개발자에 고맙다는 말씀을 드려야 합니다.

50대 남성

양압기를 사용하기 전에는 자고 나도 낮에 몸이 무겁고 찌뿌드드한 느낌을 항상 갖고 있었으나 양압기를 사용한 후에는 수면 시간이 짧더라도 낮에 몸이 무겁거나 하는 느낌이 훨씬 덜해졌습니다.

그리고 밤에 수면 시간이 짧더라도 다음날 낮에 신체적으로 처지는 느낌이 줄어들다 보니 자연히 불면으로 오는 공포심이 줄어들고 차츰 불면증이 개선되는 효과를 가져오는 것 같습니다. 처음 양압기를 착용하는 데는 불편하지 않나 하는 거부감이 컸으나, 차츰 시간이 지나면서 적응이 되어갔고, 그러한 거부감도 사라지면서 몸도 편해지고 불면의 불안감도 적어지니까 꼭 착용하고 자야겠다는 생각이 들면서 양압기 착용이 좀 더 자연스러워지는 것 같습니다.

40대 초반 남성

검사 후 양압기 진단을 받았을 때 매일 기계(양압기)를 착용하고 잠을 잔다는 부담(스트레스)이 되었으나 실제 양압기를 착용하고 일정 기간 적응기(2개월 정도)를 지났을 때 기기 착용이 부담보다 사용 후 몸의 피곤이 많이 줄어들고 수면의 질도 많이 높아졌다는 결과를 실제 몸으로 많이 느끼게 되었습니다.

50대 남성

낮에도 잠이 부족해 항시 졸리고, 교통사고의 위기를 몇 번 넘겼습니다. 관심을 두던 중 클리닉을 찾아 치료를 3주 정도 기기를 임대 사용한바 혈압이 현저히 떨어지고, 몽롱한 정신이 맑아졌으며 낮에도 잠이 오지 않습니다. 몸무게도 5kg 정도 빠졌습니다.

저는 코골이 무호흡증이 아주 심했습니다. 3주 정도 착용 결과 많이 좋아졌습니다.

30대 남성

코골이나 수면무호흡 증세가 발견되면 즉시 치료를 받는 것이 현명하다고 생각됩니다. 특히 후회되는 것이 학생 때 발견하지 못하여 비정상적인 상태에서 책과 싸움한 것입니다. 저는 현재 양압기 사용 중인데 건강, 불면뿐만 아니라 정신 건강에도 큰 도움이 됩니다. 집중력도 향상되었고, 매사에 긍정적으로 태도가 바뀌는 것을 느낄 수 있습니다.

50대 남성

현재 8개월째 양압기를 사용하고 있습니다. 아침저녁으로 다소 귀찮기는 하지만 크게 부담을 느끼지 않고 잘 사용하고 있습니다.

혹시나 해서 4일 정도 사용을 중지해 보니 다시 사용 전의 상태로 되돌아감을 알 수 있었습니다. 즉, 운전 중이나 일을 한다고 컴퓨터 앞에 앉아 있으면 참을 수 없는 졸음이 쏟아지는 것이었습니다. 양압기를 하루 정도 사용하지 않으면 크게 느끼지 못하던 것을 2~3일 이상 사용하지 않아보니 양압기의 고마움을 충분히 알 수 있었습니다. 이제 다시 즐거운 마음으로 양압기를 사용하고 있습니다. 잠잘 때의 친구로 여기면서….

60대 남성

심한 코골이로 다른 사람과 함께 방을 쓰기가 불편하고 무호흡이 심하여 기상 후에도 상쾌함이 없이 종일 찌뿌둥한 기분이었는데, 본 기기를 사용 후 하루 4시간 이하의 수면 시간에도 상쾌한 기상을 할 수 있으며, 약 1개월의 사용 기간에도 평균 혈당치가 20 이하 줄었음을 느꼈습니다. 아직 혈압 수치는 변동 없지만, 기분은 상쾌함. 다만 기기 자체의 Design이 한국인의 체형에 맞는지 의문시되며, 착용 중 빠지는 것 때문에 하루 1~2회씩 잠을 깨는 문제는 있습니다.

30대 남성

코골이를 단순하게 소음으로만 인식해서는 안 될 것 같습니다. 특히 이번 기회에 수면무호흡증에 대해서 자세히 배우고, 진료 후 양압기를 쓰기 시작하면서 숙면이 어떤 것임을 오랜만에 느꼈습니다. 앞으로는 양압기 사용하면서 빨리 건강을 되찾아서 양압기를 졸업할 수 있어야겠다는 다짐과 함께, 유일한 후회라면 왜 더 빨리 찾아오지 않았나….

주위 친구들에게도 추천하고 있으며, 더욱 많은 사람이 자각해서 건강해지길 빕니다.

30대 남성

한마디로 본인이 코골이가 심하거나 수면무호흡이 심하신 분들은 무조건 수면무호흡 검사를 받아보시는 것이 좋을 것 같습니다. 저의 경우는 치료에 너무 만족하고 일상생활 시와 운전 시 조는 현상이 아주 심했는데 거의 정상을 되찾았습니다. 물론 치료방법이나 비용 등으로 인해서 맞지 않는 분도 있을지 모르겠으나 평생 심한 피로감에 사는 것보다는 한번 시도해보심이 정말 좋은 것 같습니다.

#50대 남성

우선 마스크를 쓰고 잔다는 것이 큰 부담이었고 잠이 더 잘 안 오는 것은 아닌지 걱정했습니다. 첫날은 병원에서 배운 대로 약 30분 연습을 한 뒤 잠자리에 들었습니다. 잠은 평소와 다름없이 잘 들었는데 중간에 돌아누우면서 깨기도 하였습니다. 첫날밤이 지난 후에는 크게 느끼지 못하였으나 이틀을 사용한 후에는 낮에 훨씬 정신이 맑은 느낌이었습니다. 사흘 사용 후에는 일이 많아도 자정을 넘길 때까지 크게 피곤한 줄을 몰랐습니다. 평소 같으면 10시까지 일하기도 무척 힘들었을 텐데… 기분도 무척 좋아졌습니다.

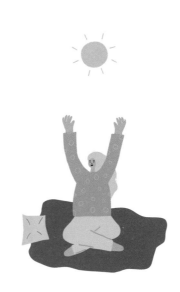